精编神经内科诊疗常规

JINGBIAN SHENJING NEIKE ZHENLIAO CHANGGUI

主编 孙兆印 高 霞 张 晓 贾莉华

U0253965

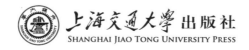

上海交通大学出版社
SHANGHAI JIAO TONG UNIVERSITY PRESS

内容提要

  本书首先介绍了神经系统疾病的常见症状与体征；然后对自主神经疾病、外周神经疾病等常见神经内科疾病诊疗内容进行了较为详细的介绍，涉及其病因、发病机制、临床表现、诊断思路、鉴别诊断要点及治疗原则等内容。本书可供神经内科及相关学科的从业人员参考学习，也可作为高等医学院校科研、教学参考使用。

图书在版编目（CIP）数据

  精编神经内科诊疗常规 / 孙兆印等主编. --上海 ：上海交通大学出版社，2023.12

  ISBN 978-7-313-29365-7

  Ⅰ. ①精… Ⅱ. ①孙… Ⅲ. ①神经系统疾病－诊疗 Ⅳ. ①R741

  中国国家版本馆CIP数据核字（2023）第169957号

精编神经内科诊疗常规
JINGBIAN SHENJING NEIKE ZHENLIAO CHANGGUI

主　　编：孙兆印　高　霞　张　晓　贾莉华

出版发行：上海交通大学出版社

邮政编码：200030

印　　制：广东虎彩云印刷有限公司

开　　本：710mm×1000mm　1/16

字　　数：213千字

版　　次：2023年12月第1版

书　　号：ISBN 978-7-313-29365-7

定　　价：198.00元

地　　址：上海市番禺路951号

电　　话：021-64071208

经　　销：全国新华书店

印　　张：12.25

插　　页：2

印　　次：2023年12月第1次印刷

编委会 ▶▶▶

神经系统具有统率和协调全身各器官功能的重要作用,神经系统疾病对人们的生命和社会活动有着不可忽视的影响。其中神经内科患者发病率高、死亡率高、致残率高,给个人、家庭、社会带来了沉重负担。随着医学科学,特别是分子生物学、转化医学和电子信息科学在医学领域中的应用和发展,人们对人体各系统、各器官疾病在病因和病理方面认识的逐渐明确,加之诊断方法和手术技术的不断改进,神经内科学的范畴也在不断地更新变化。除了许多用于诊断的新器械和新仪器不断更新及研制,新的治疗技术陆续开展外,许多新一代治疗药物的研发更是日新月异、层出不穷,解决了很多临床上难以处理的问题。这些新技术、新药物的应用不但使临床医师受益匪浅,更对神经内科某些疾病的传统观念提出了异议,这将更有利于临床医师对某些疾病认识的全面深入,使神经内科的诊断更准确,从而利于临床诊断和治疗。为了帮助广大神经内科临床医师掌握科学的诊断方法,提高临床诊断水平,了解神经内科常见疾病诊疗最新进展,我们组织了在神经内科工作多年的临床医师,在参阅了近年来大量国内外文献和资料的基础上,发挥各自专业特长,以临床为基点,编写了本书。

本书从临床实际出发,首先介绍了神经系统疾病的常见症状与体征;然后对常见神经内科疾病诊疗进行了较为详细的阐述,涉及自主神经疾病、外周神经疾病、遗传与变性疾病等。本书基本反映了神经内科学领域中的最新进展,内容简明扼要,结构清晰、明确,实用性较强,有助于临床医师对神经系统疾病迅速作出正确的诊断、给予恰当的治疗,可供神经内科临床医生借鉴与参考。

本书在编写过程中,由于各位编者的临床经验、编书风格及知识水平有所差异,加之时间仓促,书中疏漏、缺点和错误之处在所难免,恳请读者见谅,并予以批评指正,以供今后修订时参考。

《精编神经内科诊疗常规》编委会

2023 年 2 月

CONTENTS 目 录

第一章

神经系统的常见症状与体征

第一节 昏 迷

一、诊断思路

昏迷是脑功能衰竭的突出表现,是各种病因引起的觉醒状态与意识内容及身体运动均完全丧失的一种极严重的意识障碍,对剧烈的疼痛刺激也不能觉醒。

意识是自己处于觉醒状态,并能认识自己与周围环境。人的意识活动包括"觉醒状态"与"意识内容"两个不同但又相互有关的组成部分。前者是指人脑的一种生理过程,即与睡眠呈周期性交替的清醒状态,属皮质下激活系统的功能;后者是指人的知觉、思维、情绪、记忆、意志活动等心理过程(精神活动),还有通过言语、听觉、视觉、技巧性运动及复杂反应与外界环境保持联系的机敏力,属大脑皮质的功能。意识正常状态即意识清醒,表现为对自身与周围环境有正确理解,对内外环境的刺激有正确反应,对问话的注意力、理解程度及定向力和计算力都是正常的。意识障碍就是意识由清醒状态向着昏迷转化,是指觉醒水平、知觉、注意、定向、思维、判断、理解、记忆等许多心理活动一时性或持续性的障碍。尽管痴呆、冷漠、遗忘、失语等,都是意识内容减退的表现,但只要在其他行为功能还能做出充分和适当的反应,就应该认为意识还是存在的。

按照生理与心理学基础可将意识障碍分为觉醒障碍和意识内容障碍两大类。根据检查时刺激的强度和患者的反应,可将觉醒障碍区分为以下 5 级:①嗜睡。主要表现为病理性睡眠过深,患者意识存在,对刺激有反应,瞳孔、角膜、吞咽反射存在,唤醒后可作正确回答,但随即入睡,合作欠佳。②昏睡或意识朦胧。这是一种比嗜睡深而又较昏迷稍浅的意识障碍。昏睡时觉醒水平、意识内容及随意运动均减至最低程度。患者不能自动醒转,在持续强烈刺激下能睁眼、呻吟、躲避,意识未完全丧失,对刺激反应时间持续很短,浅反射存在,可回答简单问题,但常不正确。③浅昏迷。仅对剧痛刺激(如压迫眶上神经)稍有防御性反应,呼之偶应,但不能回答问题,深浅反射存在(如吞咽、咳嗽、角膜和瞳孔光反射)。呼吸、血压、脉搏一般无明显改变。④中度昏迷。对强烈刺激可有反应,浅反射消失,深反射减退或亢进,瞳孔光反射迟钝,眼球无转动,呼吸、血压、脉搏已有明显改变,常有尿失禁。⑤深昏迷。对一切刺激均无反应,瞳孔光反射迟钝或消失,四肢张力消失或极度增高,并有尿潴留,呼吸不规则,血压下降。

意识内容障碍常见于以下3种:①意识混浊。包括觉醒与认识两方面的障碍,为早期觉醒功能低下,并有认识障碍、心烦意乱、思考力下降、记忆力减退等。表现为注意力涣散,感觉迟钝,对刺激的反应不及时,不确切,定向不全。②精神错乱。患者对周围环境的接触程度障碍,认识自己的能力减退,思维、记忆、理解与判断力均减退,言语不连贯并错乱,定向力亦减退。常有胡言乱语、兴奋躁动。③谵妄状态。表现为意识内容清晰度降低,伴有睡眠-觉醒周期紊乱和精神运动性行为。除了上述精神错乱以外,尚有明显的幻觉、错觉和妄想。幻觉以视幻觉最为常见,其次为听幻觉。幻觉的内容极为鲜明、生动和逼真,常具有恐怖性质。因而,患者表情恐惧,发生躲避、逃跑或攻击行为。患者言语可以增多,不连贯,或不易理解,有时则大喊大叫。谵妄或精神错乱状态多在晚间加重,也可具有波动性,发作时意识障碍明显,间歇期可完全清楚,但通常随病情变化而变化,持续时间可数小时、数天甚至数周不等。

(一)病史和检查

任何原因所致的弥漫性大脑皮质和/或脑干网状结构的损害或功能抑制均可造成意识障碍和昏迷。因此,对昏迷的诊断需要详询病史、细致而全面的体检及必要的辅助检查。

病史应着重了解:①发生昏迷的时间、诱因、起病缓急、方式及其演变过程。如突然发生、进行性加剧、持续性昏迷者,常见于急性出血性脑血管病、急性感染中毒、严重颅脑损伤等;缓慢起病、逐渐加重多为颅内占位性病变、代谢性脑病等。②昏迷的伴随症状及相互间的关系。如首先症状为剧烈头痛者要考虑蛛网膜下腔出血、脑出血、脑膜炎;高热、抽搐起病者结合季节考虑乙型脑炎、流行性脑脊髓膜炎;以精神症状开始应考虑脑炎、额叶肿瘤等;老年患者以眩晕起病要考虑小脑出血或椎-基底动脉系的缺血。③昏迷发生前有无服用药物、毒物或外伤史,既往有无类似发作,如有则应了解此次与既往发作的异同。④既往有无癫痫、精神疾病、长期头痛、视物障碍、肢体运动受限、高血压和严重的肝、肾、肺、心脏疾病及内分泌代谢疾病等。

体格检查时,应特别注意发现特异性的体征,如呼吸气味(肝臭、尿臭、烂苹果、酒精、大蒜等)、头面部伤痕、皮肤瘀斑、出血点、蜘蛛痣、黄疸、五官流血、颈部抵抗、心脏杂音、心律失常、肺部哮鸣音、水泡音、肝大、腹水征等,及生命体征的变化。全面的神经系统检查应偏重于神经定位体征和脑干功能的观察:①神经定位体征。肢体瘫痪如为单肢瘫或偏瘫则为大脑半球病变;如为一侧脑神经麻痹(如面瘫)伴对侧偏瘫即交叉性瘫则为脑干病变。双眼球向上或向下凝视,为中脑病变;眼球一上一下,多为小脑病变;双眼球向偏瘫侧凝视,为脑干病变,向偏瘫对侧凝视,为大脑病变;双眼球浮动提示脑干功能尚存,而呈钟摆样活动,提示脑干已有病变(如脑桥出血),双眼球固定则示脑干功能广泛受累;水平性或旋转性眼球震颤见于小脑或脑干病变,而垂直性眼球震颤见于脑干病变。②脑干功能观察。主要观察某些重要的脑干反射及呼吸障碍类型,以判断昏迷的程度,也有助于病因诊断。双侧瞳孔散大,光反射消失,提示已累及中脑,也见于严重缺氧及颠茄、阿托品、氰化物中毒;一侧瞳孔散大,光反射消失,提示同侧中脑病变或颞叶钩回疝;双侧瞳孔缩小见于安眠药、有机磷、吗啡等中毒及尿毒症,也见于脑桥、脑室出血。垂直性头眼反射(头后仰时两眼球向下移动,头前屈时两眼球向上移动)消失提示已累及中脑;睫毛反射、角膜反射、水平性头眼反射(眼球偏向头转动方向的对侧)消失,提示已累及脑桥。吞咽反射、咳嗽反射消失,提示已累及延髓。呼吸障碍如潮式呼吸提示累及大脑深部及脑干上部,也见于严重心力衰竭;过度呼吸提示已累及脑桥,也见于代谢性酸中毒、低氧血症和呼吸性碱中毒;叹息样抑制性呼吸提示已累及延髓,也见于大剂量安眠药中毒。③其他重要体征包括眼底检查、脑膜刺激征等。实验室检查与特殊检查应根据需要选择进行,但除三大常规外,对于昏迷患者,血液电解质、尿素氮、二氧化碳结合力(CO_2CP)、血糖等应列为常规检查;对病情不允许者必须先就地抢救,视病情许可后再进行检查。脑电图、头部 CT 和 MRI,及脑脊液检查对昏迷的病因鉴别有重要意义。

(二)判断是否为昏迷

临床上可见到特殊类型的意识障碍,呈现意识内容活动丧失而觉醒能力尚存。患者表现为双目睁开,眼睑开闭自如,眼球无目的地活动,似乎给人一种意识清醒的感觉;但其知觉、思维、情感、记忆、意识及语言等活动均完全丧失,对自身及外界环境不能理解,对外界刺激毫无反应,不能说话,不能执行各种动作命令,肢体无自主运动,称睁眼昏迷或醒状昏迷。常见于以下 3 种情况。

1.去大脑皮质状态

去大脑皮质状态是由于大脑双侧皮质发生弥漫性的严重损害所致。特点是皮质与脑干的功能出现分离现象:大脑皮质功能丧失,对外界刺激无任何意识反应,不言不语;而脑干各部分的功能正常,患者眼睑开闭自如,常睁眼凝视(即醒状昏迷),痛觉灵敏(对疼痛刺激有痛苦表情及逃避反应),角膜与瞳孔对光反射均正常。四肢肌张力增高,双上肢常屈曲,双下肢伸直(去大脑皮质强直),大小便失禁,还可出现吸吮反射及强握反射,甚至伴有手足徐动、震颤、舞蹈样运动等不随意运动,双侧病理征阳性。

2.无动性缄默

无动性缄默或称运动不能性缄默,以不语、肢体无自发运动,但却有眼球运动为特征的一种特殊类型意识障碍。可由于丘脑下部-前额叶的多巴胺通路受损,使双侧前额叶得不到多巴胺神经元的兴奋冲动而引起。但临床上以间脑中央部或中脑的不完全损害,使正常的大脑皮质得不到足够的脑干上行网状激活系统兴奋冲动所致者更为常见。有人把前者原因所致者称无动性缄默Ⅰ型,后者称无动性缄默Ⅱ型。主要表现为缄默不语或偶有单语小声稚答语,安静卧床,四肢运动不能,无表情活动,但有时对疼痛性刺激有躲避反应,也有睁眼若视、吞咽等反射活动,有觉醒-睡眠周期存在或过度睡眠现象。

3.持续性植物状态

严重颅脑损伤后患者长期缺乏高级精神活动的状态,能维持基本生命功能,但无任何意识心理活动。

神经精神疾病所致有几种貌似昏迷状态:①精神抑制状态。常见于强烈精神刺激后或癔症性昏睡发作,患者表现出僵卧不语,对刺激常无反应,双眼紧闭,扒开眼睑时有明显抵抗感,并见眼球向上翻动,放开后双眼迅速紧闭,瞳孔大小正常,光反射灵敏,眼脑反射和眼前庭反射正常,无病理反射,脑电图呈现觉醒反应,经适当治疗可迅速复常。癔症性昏睡,多数尚有呼吸急促,也有屏气变慢,检查四肢肌张力增高,对被动活动多有抵抗,有时四肢伸直、屈曲或挣扎、乱动。常呈阵发性,多属一过性病程,在暗示治疗后可迅速恢复。②闭锁综合征。是由于脑桥腹侧的双侧皮质脊髓束和支配第Ⅴ对脑神经以下的皮质延髓束受损所致。患者除尚有部分眼球运动外,呈现四肢瘫,不能说话和吞咽,表情缺乏,就像全身被闭锁,但可理解语言和动作,能以睁眼、闭眼或眼垂直运动示意,说明意识清醒,脑电图多正常。多见于脑桥腹侧的局限性小梗死或出血,亦可见于颅脑损伤、脱髓鞘疾病、肿瘤及炎症,少数为急性感染后多发性神经变性、多发性硬化等。③木僵。常见于精神分裂症,也可见于癔症和反应性精神病。患者不动、不语、不食,对强烈刺激也无反应,貌似昏迷或无动性缄默,实际上能感知周围事物,并无意识障碍,多伴有蜡样弯曲和违拗症等,部分患者有发绀、流涎、体温过低和尿潴留等自主神经功能失调,脑干反射正常。④发作性睡病。是一种睡眠障碍性疾病。其特点是患者在正常人不易入睡场合下,如行走、骑自行车、工作、进食、驾车等时均能出现难以控制的睡眠,其性质与生理性睡眠无异,持续数分钟至数小时,但可随时唤醒。⑤昏厥。仅为短暂性意识丧失,一般数秒至 1 分钟即可完全恢复;而昏迷的持续时间更长,一般为数分钟至若干小时以上,且通常无先兆,恢复也慢。⑥失语。完全性失语的患者,尤其是伴有四肢瘫痪时,对外界的刺激均失去反应能力,如同时伴有嗜睡,更易误诊为昏迷。但失语患者对给予声光及疼痛刺激时,能睁眼,能以表情来示意其仍可理解和领悟,表明其意识内容存在,或可有喃喃发声,欲语不能。

(三)昏迷程度的评定

目前国内外临床多根据格拉斯哥昏迷评分(Glasgow coma scale,GCS)进行昏迷计分(表 1-1)。

表 1-1 GCS 昏迷评分标准

项目	分值	项目	分值	项目	分值
自动睁眼	4	正确回答	5	按吩咐动作	6
呼唤睁眼	3	错误回答	4	刺痛能定位	5
刺痛睁眼	2	语无伦次	3	刺痛时躲避	4
不睁眼	1	只能发音	2	刺痛时屈曲	3
不能言语	1	刺痛时过伸	2	肢体不动	1

1.轻型

GCS 13～15 分,意识障碍 20 分钟以内。

2.中型

GCS 9～12 分,意识障碍 20 分钟至 6 小时。

3.重型

QCS 3～8 分,意识障碍至少 6 小时以上或再次昏迷者。有人将 QCS 3～5 分定为特重型。

昏迷的判定以患者不能按吩咐动作,不能说话,不能睁眼为标准。一旦能说话或睁眼视物就是昏迷的结束。除外因醉酒、服大量镇静剂或癫痫发作后所致昏迷。

(四)脑死亡

脑死亡又称不可逆性昏迷,是颅内结构的最严重损伤,一旦发生,即意味着生命的终止。许多国家制定出脑死亡的诊断标准,归纳起来如下:①自主呼吸停止。②深度昏迷,患者的意识完全丧失,对一切刺激全无知觉,也不引起运动反应。③脑干反射消失(眼脑反射、眼前庭反射、光反射、角膜反射和吞咽反射、瞬目和呕吐动作等均消失)。④脑生物电活动消失,EEG呈电静止,AEP和各波消失。如有脑生物电活动可否定脑死亡诊断,但中毒性等疾病时,EEG可呈直线而不一定是脑死亡。上述条件经6~12小时观察和重复检查仍无变化,即可确立诊断。

二、病因分类

昏迷的病因诊断极其重要,通常必须依据病史、体征和神经系统检查,及有关辅助检查,经过综合分析,作出病因诊断。

(一)确定是颅内疾病或全身性疾病

1.颅内疾病

颅内疾病位于颅内的原发性病变,在临床上通常先有大脑或脑干受损的定位症状和体征,较早出现意识障碍和精神症状,伴明显的颅内高压症和脑膜刺激征,提示颅内病变的有关辅助检查如头部CT、脑脊液等通常有阳性发现。①主要呈现局限性神经体征,如脑神经损害、肢体瘫痪、局限性抽搐、偏侧锥体束征等,常见于脑出血、梗死、脑炎、外伤、占位性病变等。②主要表现为脑膜刺激征而无局限性神经体征,最多见于脑膜炎、蛛网膜下腔出血等。

2.全身性疾病

全身性疾病又称继发性代谢性脑病。其临床特点:先有颅外器官原发病的症状和体征,以及相应的实验室检查阳性发现,后才出现脑部受损的征象。由于脑部受损为非特异性或仅是弥散性功能障碍,临床上一般无持久和明显的局限性神经体征和脑膜刺激征,主要是多灶性神经功能缺乏的症状和体征,且大多较对称。通常先有精神异常,意识内容减少。一般是注意力减退,记忆和定向障碍,计算和判断力降低,尚有错觉、幻觉,随病程进展,意识障碍加深。脑脊液改变不显著,头部CT等检查无特殊改变,不能发现定位病灶。常见病因有急性中毒、内分泌与代谢性疾病、感染性疾病、物理性与缺氧性损害等。

(二)根据脑膜刺激征和脑局灶体征进行鉴别

1.脑膜刺激征(十),脑局灶性体征(一)

(1)突发剧烈头痛:蛛网膜下腔出血(脑动脉瘤、脑动静脉畸形破裂等)。

(2)急性发病:以发热在先,如化脓性脑膜炎、乙型脑炎、其他急性脑炎等。

(3)亚急性或慢性发病:真菌性、结核性、癌性脑膜炎。

2.脑膜刺激征(一),脑局灶性体征(十)

(1)突然起病者:如脑出血、脑梗死等。

(2)以发热为前驱症状:如脑脓肿、血栓性静脉炎、各种脑炎、急性播散性脑脊髓炎、急性出血性白质脑病等。

(3)与外伤有关:如脑挫伤、硬膜外血肿、硬膜下血肿等。

(4)缓慢起病:颅内压增高、脑肿瘤、慢性硬膜下血肿、脑寄生虫等。

3.脑膜刺激征(一),脑局灶性体征(一)

(1)有明确中毒原因:如酒精、麻醉药、安眠药、CO中毒等。

(2)尿检异常:尿毒症、糖尿病、急性尿卟啉症等。

(3)休克状态:低血糖、心肌梗死、肺梗死、大出血等。

(4)有黄疸:肝性脑病等。

(5)有发绀:肺性脑病等。

(6)有高热:重症感染、中暑、甲状腺危象等。

(7)体温过低:休克、酒精中毒、黏液性水肿昏迷等。

(8)头部外伤:脑挫伤等。

(9)癫痫。

根据辅助检查进一步明确鉴别。

三、急诊处理

(一)昏迷的最初处理

1.保持呼吸道通畅

窒息是昏迷患者致死的常见原因之一。通常引起缺氧窒息的原因有头部位置不当、咽气管分泌物填塞、舌后坠及各种原因引起的呼吸麻痹等。有效方法:①仰头抬颏法。食指和中指托起下颏,使下颏前移,舌根离开咽喉后壁,气道即可通畅。简单易行,效果好。②仰头抬颈法。一手置于额部使头后仰,另一手抬举后颈,打开气道。③对疑有颈部损伤者,仅托下颏,以免损伤颈髓。④如有异物,需迅速清除,或在其背后猛击一下。如仍无效,则采用 Heimlich 动作。⑤放置口-咽通气道。⑥气管插管或气管切开。⑦清除口腔内异物。⑧鼻导管吸氧或呼吸机辅助呼吸。

2.维持循环功能

脑血灌注不足影响脑对糖和氧等能源物质的摄取与利用,加重脑损害。因此,尽早开放静脉,建立输液通路,以利抢救用药和提供维持生命的能量。

3.使用纳洛酮

纳洛酮是吗啡受体拮抗剂,能有效地拮抗β-内啡肽对机体产生的不利影响。应用纳洛酮可使昏迷和呼吸抑制减轻。常用剂量每次 0.4～0.8 mg,静脉注射或肌内注射,无反应可隔 5 分钟重复用药,直达效果。亦可用大剂量纳洛酮加入 5％葡萄糖液缓慢静脉滴注。静脉给药 2～3 分钟(肌内注射 15 分钟)起效,持续 45～90 分钟。

(二)昏迷的基本治疗

1.将患者安置在有抢救设备的重症监护室

原则上应将患者安置在有抢救设备的重症监护室内,以便于严密观察,抢救治疗,加强护理。

2.病因治疗

针对病因采取及时果断措施是抢救成功的关键。

3.对症处理

对症处理包括:①控制脑水肿、降低颅内压。②维持水、电解质和酸碱平衡。③镇静止痉(抽搐、躁动者)。

4.抗生素治疗

预防感染,及时做痰、尿、血培养及药敏试验。

5.脑保护剂应用

脑保护剂能减少或抑制自由基的过氧化作用,降低脑代谢从而阻止细胞发生不可逆性改变,形成对脑组织起保护作用。

6.脑代谢活化剂应用

临床上主要用促进脑细胞代谢、改善脑功能的药物,即脑代谢活化剂。

7.改善微循环,增加脑灌注

对无出血倾向,由于脑缺氧或缺血性脑血管病引起的昏迷,可用降低血液黏稠度和扩张脑血管的药物,以改善微循环和增加脑灌注,帮助脑功能恢复。

8.高压氧治疗

高压氧治疗提高脑组织与脑脊液的氧分压,纠正脑缺氧,减轻脑水肿,降低颅内压,促进意识的恢复。

9.冬眠低温治疗

冬眠低温治疗使自主神经系统及内分泌系统处于保护性抑制状态,防止机体对致病因子的严重反应,以提高机体的耐受力;同时在低温下,新陈代谢降低,减少耗氧量,提高组织对缺氧的耐受性;且可改善微循环,增加组织血液灌注,从而维护内环境的稳定,以利于机体的恢复。

10.防治并发症

积极防治各种并发症。

第二节 意 识 障 碍

意识在医学中指大脑的觉醒程度,是中枢神经系统(CNS)对内、外环境刺激做出应答反应的能力,或机体对自身及周围环境的感知和理解能力。意识内容包括定向力、注意力、感知力、思维、记忆力、情感和行为等,是人类的高级神经活动,可通过语言、躯体运动和行为等表达出来。

一、概念

意识障碍包括意识水平(觉醒或清醒)受损,如昏迷和急性意识模糊状态;及意识水平正常而意识内容(认知功能)改变,如痴呆和遗忘等。本节讨论的内容是指意识水平下降所致的意识障碍。

二、临床分类

意识水平异常以觉醒障碍为特点,可为上行性网状激活系统或双侧大脑半球急性病变所致。

(一)根据意识障碍程度分类

1.嗜睡

嗜睡是意识障碍早期表现,唤醒后定向力基本完整,能配合检查,常见于颅内压增高患者。

2.昏睡

昏睡是指处于较深睡眠,较重的疼痛或言语刺激方可唤醒,模糊地作答,旋即熟睡。

3.昏迷

昏迷是指意识水平严重下降,是一种睡眠样状态,患者对刺激无意识反应,不能被唤醒。患者的起病状态、症状体征可能提示昏迷的病因。例如,突然起病的昏迷常提示为血管源性,特别是脑干卒中或蛛网膜下腔出血;数分钟至数小时内,由半球体征如偏瘫、偏身感觉障碍或失语等迅速进展至昏迷是颅内出血的特征;较缓慢(数天至1周或更长)出现的昏迷可见于肿瘤、脓肿、脑炎或慢性硬膜下血肿等;先有意识模糊状态或激越性谵妄、无局灶性体征的昏迷可能由于代谢紊乱或中毒所致。临床可分为浅、中、深昏迷(表1-2)。

表1-2　昏迷程度的鉴别

昏迷程度	对疼痛刺激	无意识动作	腱反射	瞳孔对光反射	生命体征
浅昏迷	有反应	可有	存在	存在	无变化
中昏迷	重刺激有反应	很少	减弱或消失	迟钝	轻度变化
深昏迷	无反应	无	消失	消失	明显变化

(二)特殊类型的意识障碍

1.无动性缄默症

无动性缄默症是指患者对外界刺激无意识反应,四肢不能动,出现不典型去脑强直姿势,肌肉松弛,无锥体束征,无目的睁眼或眼球运动,觉醒-睡眠周期保留或呈过度睡眠,伴自主神经功能紊乱,如体温高、心律或呼吸节律不规则、多汗、尿便潴留或失禁等。为脑干上部或丘脑网状激活系统及前额叶-边缘系统损害所致。

2.去皮质综合征

去皮质综合征是指患者无意识地睁眼闭眼,瞳孔对光反射、角膜反射存在,对外界刺激无意识反应,无自发言语及有目的动作,呈上肢屈曲、下肢伸直的去皮质强直姿势,常有病理征,保持觉醒-睡眠周期,可无意识地咀嚼和吞咽。见于缺氧性脑病,脑血管疾病及外伤等导致的大脑皮质广泛损害。

3.谵妄状态

谵妄是指患者的觉醒水平、注意力、定向力、知觉、智能和情感等发生极大紊乱,常伴激惹、焦虑、恐怖、视幻觉和片断妄想等,可呈间歇性嗜睡,有时彻夜不眠;可伴发热,酒精或药物依赖者戒断性谵妄易伴癫痫发作;常见于急性弥漫性脑损害、脑炎和脑膜炎、感染中毒性脑病等。

4.模糊状态

起病较缓慢,定向力障碍多不严重,表现淡漠、嗜睡、注意力缺陷,见于缺血性卒中、肝肾功能障碍引起代谢性脑病、感染及发热、高龄术后患者等。

三、鉴别诊断

临床上,昏迷须注意与闭锁综合征鉴别。后者由于双侧皮质脊髓束及皮质延髓束受损,导致几乎全部运动功能丧失,脑桥及以下脑神经均瘫痪,表现不能讲话和吞咽,四肢瘫,可睁闭眼或用眼球垂直活动示意,看似昏迷,实为清醒。脑电图检查正常。多见于脑血管病或脑桥中央髓鞘溶解症引起脑桥基底部病变。当检查疑诊昏迷患者时,可让患者做"睁开你的眼睛""向上看""向下看"等动作来进行鉴别。

四、治疗

(一)急救处理

1.体位

一般取平卧位,头偏向一侧。如颅内压高的患者可抬高床头 30°~45°。

2.保持呼吸道通畅

患者头偏向一侧,及时清除口、鼻腔的分泌物及呕吐物,深昏迷患者可行气管插管,必要时气管切开。若患者呼吸急促或缓慢时,无论是否伴发绀,都应吸氧,必要时可予人工气囊辅助呼吸。

3.定时监测生命体征

定时监测体温、脉搏、呼吸及血压的变化。维持有效的呼吸循环功能。

4.病因治疗

明确病因,积极治疗原发病。休克的患者应首先纠正休克,给予患者保暖,静脉补充液体,保持有效的微循环,必要时应用抗休克药物。药物中毒者应及时催吐洗胃、导泻,大量输液以促进毒物的排除。颅内占位病变者如有手术指征应尽快手术治疗。严重感染性疾病应及时应用抗生素,必要时进行药敏试验以提高疗效。对低血糖昏迷应立即静脉输注高渗葡萄糖;对高血糖性昏迷应用胰岛素、补液等治疗。脑血管意外应判断是脑梗死还是脑出血,并分别进行处理。

5.对症处理

如颅内压增高者行脱水治疗,高热者降温,水、电解质紊乱者及时纠正。

（二）一般护理

1.维持正常的排泄功能

昏迷患者一般要留置导尿管,在导尿或更换尿袋时注意无菌技术操作并做好相关护理,防止尿路感染;有便秘者可给予开塞露,服缓泻药或灌肠。

2.维持身体的清洁与舒适

定时翻身、被动活动肢体并保持肢体位于正常的功能位置、保持床单整洁、防止压疮形成。

3.五官护理

每天2次口腔护理,眼睑不能闭合者,涂四环素软膏。

4.预防坠积性肺炎

定时翻身、叩背,及时吸痰。

5.预防发生意外伤害

及时修剪指甲,避免抓伤皮肤;躁动不安的患者要使用床挡,必要时可适当使用约束带,以防止受伤或自我伤害。

（三）辨证论治

1.清热开窍法

方药:安宫牛黄丸,紫雪散,局方至宝丹。

2.温通开窍法

苏合香丸、通关散。

3.针灸

主穴:百会、人中、十二井穴、神阙。

配穴:四神聪、风池、大椎、关元。

第三节 感 觉 障 碍

感觉是作用于各感受器对各种形式的刺激在人脑中的直接反映。其可分为两类:①普通感觉包括浅感觉、深感觉和复合感觉(脑皮质感觉)。浅感觉指皮肤、黏膜感受的外部感觉,包括痛觉、温度觉和触觉;深感觉指来自肌肉、肌腱、骨膜和关节的本体感觉,如运动觉、位置觉和振动觉;复合感觉包括实体觉、图形觉、两点辨别觉、皮肤定位觉和重量觉。②特殊感觉如嗅觉、视觉、味觉和听觉。

一、临床分类

感觉障碍根据其病变的性质可分以下两类。

(一)刺激性症状

感觉径路刺激性病变可引起感觉过敏(量变),也可引起感觉障碍如感觉倒错、感觉过度、感觉异常及疼痛(质变)。

1.感觉过敏

感觉过敏是指轻微的刺激引起强烈的感觉,如较强的疼痛感受。

2.感觉倒错

感觉倒错是指非疼痛刺激却诱发疼痛感觉。

3.感觉过度

感觉过度一般发生在感觉障碍的基础上,感觉刺激阈增高,达到阈值时可产生一种强烈的定位不明确的不适感,且持续一段时间才消失,见于丘脑和外周神经损害。

4.感觉异常

感觉异常是指在无外界刺激的情况下出现的麻木感、肿胀感、沉重感、痒感、蚁走感、针刺感、电击感、束带感和冷热感等。

5.疼痛

依病变部位及疼痛特点可分为局部性疼痛、放射性疼痛、扩散性疼痛和牵涉性疼痛。

(1)局部性疼痛:如神经炎所致的局部神经痛。

(2)放射性疼痛:神经干、神经根及中枢神经刺激性病变时,疼痛可由局部扩展到受累感觉神经的支配区,如脊神经根受肿瘤或突出的椎间盘压迫,脊髓空洞症引起的痛性麻木。

(3)扩散性疼痛:疼痛由一个神经分支扩散到另一分支支配区产生的疼痛,如手指远端挫伤,疼痛可扩散到整个上肢。

(4)牵涉性疼痛:实属一种扩散性疼痛,是由于内脏和皮肤的传入纤维都汇聚到脊髓后角神经元,故内脏病变的疼痛,是由于内脏和皮肤的传入纤维都汇聚到脊髓后角神经元,故内脏病变的疼痛冲动可扩散到相应的体表节段而出现感觉过敏区,如心绞痛时引起左胸及左上肢内侧痛,胆囊病变引起右肩痛。

(二)抑制性症状

感觉径路受破坏时出现的感觉减退或缺失。同一部位各种感觉均缺失称完全性感觉缺失;同一个部位仅某种感觉缺失而其他感觉保存,则称分离性感觉障碍。

二、临床表现

感觉障碍的临床表现多种多样,病变部位不同,其临床表现各异。

(一)末梢型

肢体远端对称性完全性感觉缺失,呈手套袜子形分布,可伴有相应区的运动及自主神经功能障碍。见于多发性神经病。

(二)外周神经型

感觉障碍局限于某一外周神经支配区,如桡神经、尺神经、腓总神经、股外侧皮神经等受损;神经干或神经丛受损时则引起一个肢体多数外周神经的各种感觉障碍,多发性神经病变时因病变多侵犯外周神经的远端部分故感觉障碍多呈袜或手套状分布,且常伴有运动和自主神经功能障碍。

(三)节段型

1.单侧节段性完全性感觉障碍(后根型)

后根型见于一侧脊神经根病变(如脊髓外肿瘤),出现相应支配区的节段性完全性感觉障碍,可伴有后根放射性疼痛,如累及前根还可出现节段性运动障碍。

2.单侧节段性分离性感觉障碍(后角型)

后角型见于一侧后角病变(如脊髓空洞症),表现为相应节段内痛、温度觉丧失,而触觉、深感觉保留。

3.双侧对称性节段性分离性感觉障碍(前连合型)

前连合型见于脊髓中央部病变(如髓内肿瘤早期及脊髓空洞症)使前连合受损,表现双侧对称性分离性感觉障碍。

(四)传导束型

1.脊髓半切综合征

脊髓半切综合征表现病变平面以下对侧痛、温觉丧失,同侧深感觉丧失及上运动神经元瘫痪;见于髓外肿瘤早期、脊髓外伤。

2.脊髓横贯性损害

脊髓横贯性损害是指病变平面以下传导束性全部感觉障碍,伴有截瘫或四肢瘫、尿便障碍;见于急性脊髓炎、脊髓压迫症后期。

(五)交叉型

交叉型表现为同侧面部、对侧偏身痛温觉减退或丧失,并伴其结构损害的症状和体征。如小脑后下动脉闭塞所致的延髓背外侧(Wallenberg)综合征,病变累及三叉神经脊束、脊束核及对侧已交叉的脊髓丘脑侧束。

(六)偏身型

脑桥、中脑、丘脑及内囊等处病变均可导致对侧偏身(包括面部)的感觉减退或缺失,可伴有肢体瘫痪或面舌瘫等。丘脑病变时深感觉重于浅感觉,远端重于近端,常伴有自发性疼痛和感觉过度,止痛药无效,抗癫痫药可能缓解。

(七)单肢型

因大脑皮质感觉区分布较广,一般病变仅损及部分区域,故常表现为对侧上肢或下肢感觉缺失,有复合感觉障碍为其特点。皮质感觉区刺激性病灶可引起局部性感觉性癫痫发作。

三、处理

总的说来,感觉障碍的处理有以下两类方式。

(一)代偿法

代偿法就是采用各种措施,补偿患者已减退或丧失的感觉功能,使之免受不良刺激的伤害。主要应从几方面着手:①刺激要反复给予。②刺激的种类要多样化。③根据感觉障碍的恢复情况,循序渐进地进行刺激,不可操之过急。④配合使用视觉、听觉和言语刺激,以加强效果。⑤对有些患者,在刺激后可能会产生不适,应注意有无眩晕、恶心、呕吐、出汗等;是否有情绪变化或异常行为出现等。如有不适应反应,则应立即停止刺激。⑥实施感觉刺激前,应先向患者解释清楚以获得其合作。⑦尽可能把感觉刺激融会在日常活动中进行,如在洗脸时,配合做触觉刺激。

(二)感觉刺激法

感觉刺激法是指使用各种感觉刺激以图促进感觉通路功能的恢复或改善。如触觉刺激、实体觉训练等。要遵循的要点:①刺激要反复给予。②刺激的种类要多样化。③根据感觉障碍的恢复情况,循序渐进地进行刺激,不可操之过急。

④配合使用视觉、听觉和言语刺激。以加强效果。⑤对有些患者,在刺激后可能会产生不适,应注意其反应,如有无眩晕、恶心、呕吐、出汗;是否有情绪变化或异常行为出现等。如有不适反应,则应立即停止刺激。⑥实施感觉刺激前,应先向患者解释清楚以获得其合作。⑦尽可能把感觉刺激融会在日常活动中进行,如在洗脸时,配合做触觉刺激。

四、一般感觉的训练

(一)皮肤感觉的训练

皮肤感觉包括痛、温、触觉,对这些感觉功能进行训练的目的,主要为了使患者学会保护自己不受有害物的伤害。

1.有痛、温觉障碍的患者

对有痛、温觉障碍的患者一定要告诫他们,有些物体会在他们没有痛苦知觉的情况下造成伤害。如洗澡时用热水,可能会因温度过高而造成烫伤。因此一定要学会通过水蒸气的有无或多少来辨别水温的高低,而且在入浴前一定要用健手或让家人试探水温的高低。

2.进行触觉的刺激与训练

进行触觉的刺激与训练可使用的材料:①柔软的物品,如法兰织布、羽毛、气球等。②可塑性强的物质,如水、黏土、沙等。③手感粗糙的物品,如各种沙子等。④感觉压力的器材,如把垫子、棉被或治疗球压在身上等。

训练中,可用上述材料在患者身上摩擦或让其触摸、把玩,以体验对各种物体的不同感觉。需要注意的是,训练中,刺激的强度要从最小开始,逐渐增大,要避免过强的刺激,否则会使患者生厌。同时,刺激的部位应从较不敏感的肢体末端开始,慢慢移向肢体近端和躯体。

(二)躯体感觉意识的训练

有些患者有自身的感觉的障碍,从而导致一系列的动作困难,包括:①对自己身体部位的认识和识别困难,因而不能意识身体的哪部分在动,不能有意识地控制身体动作。②对自己身体特有的空间认识不够完整,因此很难区别宽窄、大小等。③偏侧忽略,即忽略一侧的身体或环境,仿佛那一侧不存在,并由此导致左、右辨认障碍等。④躯体动作缺乏直辖市性和节奏性,导致动作笨拙。⑤手-眼协调不良。⑥不能模仿他人动作。

培养躯体感觉意识的方法:①触觉刺激法。如前所述。②本体感受器刺激法。通过被动运动、挤压和牵伸等手段刺激手腕或肘关节、踝关节、膝关节等处的本体感受器;以加强患者对这些部分的空间位置和运动的意识程度。③身体运动法。如摇晃、旋转、跳跃等活动,可帮助培养平衡感觉,学习空间关系,增强运动觉、前庭觉和本体觉。④使用视、听觉代偿法。配合言语刺激,让患者找中身体各个部分,并反复让其练习辨认和命名躯体的各个部位。

第四节 共 济 失 调

一、概述

共济失调是指因小脑、本体感觉及前庭功能障碍所致的运动笨拙和不协调,可累及四肢、躯干及咽喉肌,引起姿势、步态和语言障碍。小脑对完成精巧动作起着重要作用。每当大脑皮质发出一次随意运动的指令,总是伴有小脑发出的制动性冲动,如影随形,以完成准确的运动或动作。上述任何部位的损害均可出现共济失调。

(一)临床分类

共济失调依其病变部位不同,可分为小脑性、大脑性、感觉性及前庭性共济失调4类。

(二)相关解剖生理

1.小脑系统

小脑位于后颅窝,通过3对小脑脚(绳状体、桥臂、结合臂)与大脑、基底核、脑干、前庭、脊髓等密切联系(图1-1)。它是大脑皮质下一个重要的运动调节中枢。小脑并不直接发起运动,而是通过对支配下运动神经元主要是红核及网状结构的下行通路,以维持躯体的平衡和自主运动的准确、协调,称共济运动。因此,有人认为,小脑像计算机一样能扫描和协调感觉传入并调节运动传出。

2.大脑-脑桥-小脑系统

大脑额、颞、顶、枕叶与小脑半球之间有皮质桥束(额桥束、颞枕桥束)及脑桥小脑纤维相联系,故当大脑损害时使这一调节精细随意运动的反馈通路中断而出现共济失调,但大脑性共济失调通常不如小脑性共济失调症状明显,较少伴发眼球震颤。

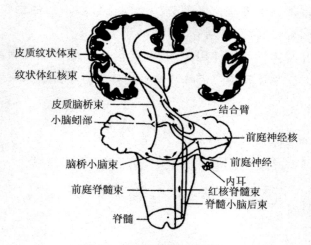

图 1-1　小脑的传导纤维联系

3.感觉系统

在此不再详述。

4.前庭系统

在此不再详述。

二、临床表现

（一）小脑性共济失调

小脑性共济失调表现为随意运动的速度、节律、幅度和力量的不规则，即协调运动障碍，还可伴有肌张力减低、眼球运动障碍及言语障碍。

1.平衡障碍

平衡障碍表现为站立不稳，两足分开，足基底变宽，左右摇晃不定，并举起上肢以维持平衡，如令其坐于板凳上亦见躯干摇晃不稳而四肢平衡障碍不明显，此谓躯干性共济失调，又称姿势性共济失调，严重躯干共济失调患者甚至难以坐稳。多见于小脑蚓部病变。上蚓部受损易向前倾倒，下蚓部受损易向后倾倒，小脑半球损害时行走则向患侧倾斜。

2.步态异常

步态异常表现为行走时两足分开，足基底增宽，步幅小不规则，不能走直线，左右摇晃不定，呈醉汉步态。患者行走每一步时都非常小心谨慎，头和躯干常呈前倾的姿势。

3.协调运动障碍

协调运动障碍表现为随意运动的协调性障碍,一般上肢较下肢重,远端比近端重,精细动作比粗大动作影响明显,运动的速度、节律、幅度和力量不平稳。如令患者两指拾取针线等细小物品,则患者两指张展奇阔,与欲取之物品体积不相称,此为辨距不良;如令患者做指鼻试验,刚开始就有震颤待食指接近鼻尖时出现明显的震颤,此为意向性震颤;若不能协调地进行复杂的精细动作,称协同不能。此外,患者尚有轮替运动异常、书写障碍等。

4.言语障碍

因发音器官唇、舌、喉肌共济失调,可使说话缓慢,含糊不清,发音量的大小和强弱均不相等或不同,声音呈断续、顿挫及暴发式,表现为吟诗样语言和暴发性语言。

5.眼震

眼球运动肌协同失调可出现粗大的共济失调性眼球震颤。小脑病变时出现眼震多为水平性,旋转性和垂直性眼震较少见。小脑病变时眼震可以逆转,即眼震初向病变侧,经过一段时间后眼震转向对侧,亦可由水平性眼震变为旋转性眼震;再就是出现位置性眼震。

6.肌张力减低

小脑急性病变时,于病变同侧肌张力减低。可导致姿势或体位维持障碍,较小的力量即可使肢体移动,运动幅度增大,行走时上肢摆动的幅度增大;膝腱反射呈钟摆样,上肢回弹现象阳性。

(二)大脑性共济失调

1.额叶性共济失调

出现于额叶或额桥小脑束病变时,较小脑性共济失调表现轻,单侧性,常见体位性平衡障碍、步态不稳、向后或向一侧倾倒,伴有腱反射亢进、肌张力增高、病理反射阳性,及精神症状、强握反射和强直性跖反射等额叶损害表现。

2.顶叶性共济失调

顶叶性共济失调表现对侧患肢不同程度的共济失调,常伴有深感觉障碍但多不重或呈一过性,闭眼时症状明显。如累及旁中央小叶可出现大小便障碍。

3.颞叶性共济失调

颞叶性共济失调较轻,可表现为一过性平衡障碍,临床不易被发现。

(三)感觉性共济失调

患者不能辨别肢体的位置及运动方向,表现为站立不稳,迈步不知远近,落脚不知深浅,踆步明显,常目视地面,在黑暗处步行更加不稳。其特点是:睁眼时共济失调不明显,闭眼时明显,洗脸因闭眼身体易向前倾倒,即视觉辅助可使症状减轻;闭目难立(Romberg)征阳性,闭眼时身体立即向前后左右各方向摇晃,且幅度越来越大,甚至倾倒;音叉震动觉及关节位置觉缺失;跟-膝-胫试验阳性。脊髓后索损害时症状最明显。

(四)前庭性共济失调

前庭性共济失调是因前庭损害时失去身体空间定向功能所致。其表现除伴有眩晕、眼震外,主要以平衡障碍为主,特点是站立或步行时躯体易向病侧倾斜,摇晃不稳,沿直线行走时更为明显,改变头位可使症状加重,四肢共济运动多正常。前庭功能检查如内耳变温(冷热水)试验或旋转试验反应减退或消失。病变越接近内耳迷路,共济失调症状越明显;闭目难立征阳性,患者闭眼后躯体并不立即出现摇晃,须经过一定时间后才出现躯体摇晃,且摇晃程度逐渐增强。

第五节　不自主运动

一、概述

不自主运动是指患者在意识清醒的状态下出现的不能自行控制的骨骼肌不正常运动。其表现形式有多种,可以是肌肉的某一部分、一块肌肉或某些肌群出现不受意识支配的运动。一般睡眠时停止,情绪激动时增强。为锥体外系病变所致。

(一)不自主运动的分类

不自主运动表现为运动过多和运动过少两大类,常见的有震颤、舞蹈、手足徐动、偏身投掷等。

(二)相关解剖生理

锥体外系的功能主要是调节肌张力以协调肌肉运动,维持姿势和习惯动作,如走路时双手摆动。锥体系所进行精细的随意运动,是在锥体外系保持肌张力的适宜和稳定的条件下实现的。锥体外系的主要结构是基底核,其中新纹状体病变时出现肌张力降低,运动过多,以舞蹈为主;旧纹状体(苍白球)病变时出现肌张力增高,运动减少,以震颤为主。

纹状体与大脑皮质及其他脑区之间的纤维联系相当复杂,其中与运动皮质之间联系环路是基底核实现其运动调节功能的主要结构,包括:①皮质-新纹状体-苍白球(内)-丘脑-皮质回路。②皮质-新纹状体-苍白球(外)-丘脑底核-苍白球(内)-丘脑-皮质回路。③皮质-新纹状体-黑质-丘脑-皮质回路。并通过不同的神经递质实现其间的联系与功能平衡(图1-2)。

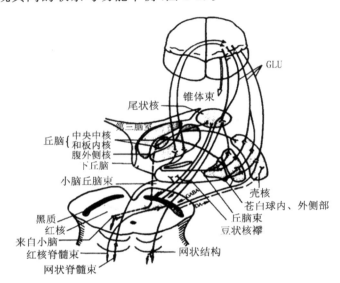

图 1-2 锥体外系的联系

二、临床表现

(一)震颤

震颤是指身体的一部分或全部的不随意的节律性或无节律的颤动。临床将震颤分为静止性、运动性和姿势性震颤三种。

1.静止性震颤

静止性震颤是指主动肌与拮抗肌交替收缩引起的一种节律性颤动,以帕金森病(PD)的震颤为典型,可出现在四肢、下颌、唇、颈部和手指。手指的震颤状如搓丸,频率4～6次/秒,静止时出现,紧张时加重,随意运动时减轻,睡眠时消失。

2.运动性震颤

运动性震颤是指运动时出现、静止时不出现的震颤。与静止性震颤相比,呈无节律性,振幅大,因受情绪影响而增强。易出现意向性震颤,其原因是拮抗协调功能障碍。是小脑病变的重要体征。

3.姿势性震颤

姿势性震颤是指在静止状态下不出现，只有当患者处于某姿势时才出现的震颤，故属于运动性震颤的一种。此种震颤多见于上肢及头部，以上肢明显，尤其当手指接近目的地时出现震颤，而且振幅大无节律。

（二）舞蹈症

舞蹈症是锥体外系疾病中最常见的一种，表现突然发作无任何目的、无先兆、无节律、不对称、暴发性的肌肉收缩。可见肢体及头面部迅速、不规则、无节律、粗大的不能随意控制的动作，表现皱额、瞬目、挤眉弄眼、咧嘴、弄舌等扮鬼脸动作或转颈、耸肩、手指间断性屈伸、摆手和伸臂等舞蹈样动作，上肢较重，肢体张力低；步态不稳且不规则，重症时可出现从一侧向另一侧快速粗大的跳跃动作（舞蹈样步态）；随意运动或情绪激动时加重，安静时减轻，睡眠时消失。

（三）手足徐动症

手足徐动症是指肢体远端游走性的肌张力增高或减低的动作，表现缓慢的如蚯蚓爬行样的扭转样蠕动，并伴有肢体远端过度伸张如腕过屈、掌指关节过伸等，且手指缓慢逐个相继屈曲，呈"佛手"样特殊姿势；由于过多的自发动作使受累部位不能维持在某一姿势或位置，随意运动严重扭曲，出现奇怪的姿势和动作，可伴有异常舌运动的怪相，面肌受累时的"鬼脸"，咽喉肌受累时发音不清、吞咽困难等。病程可长达数年，症状多在精神紧张时加重，入睡后消失。可见于多种神经系统变性疾病等。

（四）偏身投掷运动

偏身投掷运动系因肢体近端受累，表现其不自主运动更为强烈，而以粗大的无规律的跨越和投掷样运动为特点。多数为中年以上发病，表现单侧粗大的、无目的、急速投掷动作或跳跃样运动。是由于对侧丘脑底核及与其联系的苍白球外侧部急性病损如梗死或小量出血所致。

（五）扭转痉挛

扭转痉挛又称扭转性肌张力障碍，是因身体某一部位主动肌和拮抗肌同时收缩造成的姿势固定，以躯干和肢体近端扭曲为特点，表现为手过伸或过屈、足内翻、头侧屈或后伸、躯干屈曲扭转、眼睛紧闭及固定的怪异表情，患者没有支撑则不能站立和行走。见于原发性遗传性疾病等。

(六)抽动秽语综合征

抽动秽语综合征又称 Gillesdela Tourette 综合征,是指突发的多发性不自主的肌肉抽动,并以有污秽性语言为特征。多见于儿童,80%患者出现抽动,20%出现发声性抽动。当首发症状是抽动时,最常影响的是面部,以鼻吸气、眨眼、闭眼等形式出现。从面颈部开始,由上而下蔓延,抽动的部位和形态多种多样,千姿百态。静息或入睡后症状消失或减轻,疲劳、紧张、失眠可加重。抽动频繁者一天可达十余次至数百次。症状在数周或数月内可有波动。

三、治疗

这里着重提一下帕金森病(PD)和帕金森综合征的治疗,其他症状的治疗见有关章节。PD 的治疗目标是减轻症状,延缓进程,提高生存质量。应依据患者的个体情况,如年龄、病情的严重程度及对药物的反应等因素选择下列的治疗方法。

(一)神经保护治疗

这类治疗试图通过保护黑质中尚存活的神经元,达到减慢疾病进展的目的。

1.单胺氧化酶(MAO)抑制剂

单胺氧化酶(MAO)抑制剂以选择性 B 型单胺氧化酶(MAD-B)抑制剂应用较广,经阻断 MAD-B 的多巴胺(DA)代谢途径,提高纹状体内的 DA 浓度。改善运动徐缓症状并能振奋精神。常用司来吉兰,每次 5 mg,1～2 次/天,晨间口服。兴奋、失眠、幻觉、妄想和胃肠不适为常见不良反应。

2.其他

某些抗组胺能药物、神经营养因子、免疫调节剂、抗氧化剂和自由基清除剂等都有神经保护作用,目前正在研究中。

(二)非多巴胺能药物治疗

1.抗胆碱能药物

抗胆碱能药物通过阻滞中枢毒蕈碱类乙酰胆碱(ACh)受体和突触对 DA 的再摄取发挥作用,对静止性震颤和肌肉强直的治疗有效。但这类药物有口干、便秘、尿潴留、视物模糊及精神症状等不良反应,因此较适用于年龄＜60 岁的轻症病例。常用的药物:苯海索每次 1～4 mg,每天 3 次;丙环定每次 2.5～5.0 mg,每天 3 次。

2.金刚烷胺

金刚烷胺能增加突触前 DA 的合成和释放,减少 DA 的再吸收,同时具有抗胆碱能作用。常用量为每次 0.1 g,每天 3 次。

3.其他

其他包括抗抑郁药物(治疗抑郁症状)、β 受体阻滞剂(治疗姿势性震颤)、氯硝西泮(治疗痛性强直和构音困难)、氯氮平(治疗幻觉和其他精神症状)的应用。

(三)多巴胺能药物治疗

治疗的目的是提高黑质-纹状体内已降低的 DA 水平,减轻或逆转已出现的功能障碍。

1.左旋多巴及其复方制剂

可补充黑质-纹状体内 DA 的不足,故又称 DA 替代疗法。由于 DA 不能透过血-脑屏障,而 DA 的前体左旋多巴(L-Dopa)能直接进入脑内,在黑质脱羧后成为多巴胺。为避免 L-Dopa 的外周脱羧作用,减轻不良反应,提高疗效,L-Dopa 常与外周的脱羧酶抑制剂(卡比多巴或苄丝肼)联合应用。常用的复方制剂:多巴丝肼按 L-Dopa:苄丝肼=4:1 组成;信尼麦(Sinemet),按 L-Dopa:甲基多巴胺=10:1 或 4:1 组成。服用时从小剂量开始,逐渐增加达到有效的最适剂量。临床上有片剂、胶囊剂、控释型或弥散型等多种制剂供选择使用。

患有前列腺肥大、闭角型青光眼和严重肝、肾功能不全者,不宜使用这类药物。较长时间或较大剂量应用多巴胺制剂,常出现症状波动和运动障碍,又称异动症等不良反应。

(1)症状波动:随着服药后每个剂量药物作用时间逐渐缩短,血浆药物浓度不稳定,常出现剂末运动不能和双向运动障碍。突发性僵直和运动不能,持续数分钟后又突然可以运动称开关(on-off)现象;低张力性冻结现象与 L-Dopa 的慢性中毒和病情加重有关。改变用药途径或给予液体型、控释型和弥散型复方多巴胺制剂及阿扑吗啡,可缓解症状波动。

(2)异动症:常表现为口、舌、面、颈部的异常运动,呈舞蹈样或手脚徐动样运动障碍,或肌阵挛性运动异常,可累及全身。异动症与纹状体受体的超敏感有关,减少用药剂量或给予 DA 受体阻滞剂硫必利治疗有效。

2.多巴胺能受体激动剂

激动多巴胺 D_1 和/或 D_2 受体,可减少 L-Dopa 的用量,对 DA 神经元有保护作用,常与 L-Dopa 合用,可选用下列几种。

(1)溴隐亭:每次 1.25 mg,每天 1 次,逐渐增加剂量,最适剂量为每天 10~20 mg。

(2)培高利特:从每天 25 μg 开始,逐渐增加剂量,可至每天 200～300 μg。

(3)吡贝地尔:从每天 20 mg 开始,可增至每天 200 mg。

(4)卡麦角林:每天2～4 mg。

3.儿茶酚胺甲基转移酶抑制剂(COMT)

能阻止 DA 的降解,延长左旋多巴(L-Dopa)的半衰期和生物利用度,减少运动波动的发生。可选用托卡朋及恩他卡朋治疗。

对所有的 PD 患者教育、锻炼和营养支持是有益的。许多药物的应用都需要从小剂量开始,逐渐增加达到最适的治疗剂量。如果独立的生活能力没有受到明显损害,对各种年龄的患者都可首选得普尼林治疗。对病情缓慢进展,年龄<50 岁者,应首先给予苯海索、金刚烷胺治疗或 DA 受体激动剂治疗。如果效果不佳或不能耐受不良反应者,应给予 L-Dopa 或复方制剂治疗。当出现药物疗效减退或运动波动时,宜改用 L-Dopa 复方制剂的控释剂或弥散剂治疗。对高龄或症状急剧出现的患者,宜首先给予 L-Dopa 复方制剂治疗,疗效不佳者可与 DA 受体激动剂或 COMT 抑制剂联合应用。

在 PD 的治疗中没有一个固定的模式适合每一个病情各异的 PD 患者,因此重视个体化治疗原则是十分必要的。

在 PD 的治疗应避免应用甲基多巴、DA 受体拮抗剂(氯丙嗪、氟哌啶醇等)、某些钙通道阻滞剂(氟桂利嗪等)等,这些药物可诱发或加重 PD 症状。维生素 B 不应与 L-Dopa 合用,但与 L-Dopa 复方制剂合用是有益的。

(四)外科治疗

基于基底核区的解剖生理研究,动物实验和患者的研究结果,备受重视的外科治疗方法有两类。

1.重建性手术

通过胎儿多巴胺能神经元的纹状体内移植,试图重建脑内产生 DA 的细胞源,临床上已有成功的病例报道,但症状改善缓慢,长期疗效未明。

2.破坏性手术

常用的方法有以下几种。

(1)苍白球毁损术:可立即或很快改善少动、震颤、强直和异动症状,但长期疗效和安全性问题有待进一步评价。

(2)丘脑毁损术:对震颤、强直和异动症状改善明显。双侧丘脑毁损术易出现言语障碍。

(3)深部脑刺激:丘脑的慢性高频刺激对震颤、强直和异动症状改善明显,但长期疗效问题有待进一步评价。

通常,外科治疗适合那些经药物治疗效果不佳者,应严格选择病例,细心操作,减少手术中的并发症,如基底核区的血肿、缺血性脑卒中、脑组织的物理性损伤和其他的意外事件等。

(五)辨证论治

1.风痰阻络

方药:二陈汤加天麻钩藤饮加减。陈皮、半夏、茯苓、天麻、钩藤、川芎、菊花、赤芍、丹参、生栀子、石决明、白蒺藜等。

2.气血亏虚,虚风上扰

方药:八珍汤合羚羊钩藤汤加减。党参、黄芪、天麻、钩藤、羚羊粉、珍珠母、白芍、当归、川芎、丹参、鸡血藤等。

3.肾精不足,血淤风动

方药:滋补肝肾方。山萸肉、何首乌、生地、熟地、白芍、赤芍、钩藤、白蒺藜、丹参、元参、川芎、鹿角胶等。

(六)针灸

取穴:百会、四神聪、本神、曲池、少海、合谷、足三里、三阴交。

配穴:①风痰阻络,风池、中脘、丰隆。②气血亏虚,虚风上扰。中脘、气海。③肾精不足,血淤风动。肾俞、肝俞、膈俞、血海、太溪、太冲。

第六节　肌肉萎缩

肌肉萎缩是指肌肉的容积、形态较其正常缩小、变细,组织学上其肌纤维变小或数量减少甚而消失而言。正常成年人中,男性肌纤维直径为 $48\sim65~\mu m$,女性为 $33\sim53~\mu m$,如男性$<35~\mu m$,女性$<28~\mu m$,则可认为肌萎缩。

一、病因及发病机制

(一)肌源性疾病

因肌膜功能障碍、肌肉结构异常、神经-肌肉传递障碍或直接压伤而致。

1.先天性肌病

肌纤维中央轴空性肌病、肌管性肌病、棒状体肌病、良性先天性肌病等。

2.肌营养不良症

进行性肌营养不良症、营养不良性肌强直症等。

3.炎性肌病

多发性肌炎、肌炎、皮肌炎、混合性结缔组织病及病毒、细菌、寄生虫等引起的感染性肌炎。

4.外伤性肌病

直接损伤或局部断裂、挤压、缺血所致。

5.代谢性肌病

(1)与遗传有关的代谢性肌病:糖原沉积病、家族性周期性瘫痪、脂蛋白异常症、家族性肌球蛋白尿症、脂质代谢异常性肌病等。

(2)非遗传性代谢性肌病:糖尿病性肌病、周期性瘫痪、线粒体肌病、亚急性酒精中毒及营养代谢障碍性肌病。

6.内分泌性肌病

甲状腺、甲状旁腺功能紊乱,脑垂体功能不足,皮质醇增多症等引起的肌病。

7.中毒性肌病

亚急性或慢性酒精中毒性肌病,氯贝丁酯、6-氨基己酸、长春新碱、依米丁、氯奎等药物中毒性肌病等。

8.其他

缺血性肌病、癌性肌病、恶病质性肌病、激素性肌病、重症肌无力晚期、反射性肌萎缩、失用性肌萎缩、局部肌内注射引起的针性肌病、顶叶性肌萎缩、交感性营养不良症等。

(二)神经源性疾病

神经源性疾病是外周神经元各部病损导致神经营养障碍及失用性肌萎缩。

1.脊髓前角细胞病损

脊髓前角细胞病损脊髓灰质炎后遗症、脊髓性肌萎缩症、脊髓空洞症、脊髓内肿瘤、脊髓炎、脊髓卒中和多发性硬化症。

2.脑干病变

脑干病变包括脑干炎、脑干肿瘤、脑干卒中、延髓空洞症、进行性延髓麻痹症等主要引起头面部、眼球运动肌、咽喉肌、舌肌、咀嚼肌萎缩。

3.脑、脊髓神经根病损

脑、脊髓神经根病损包括多发性神经根炎、脊膜神经根炎、神经根型脊椎关节病、椎管内脊髓外病损、脑底蛛网膜炎。

4.脑、脊神经病

脑、脊神经病包括脑、脊神经炎,多发性神经炎,单神经炎,神经外伤,神经性进行性肌萎缩症,末梢神经炎,神经丛损伤,胸出口综合征,肘管、腕管、跗管综合征,神经卡压综合征,肩手综合征,斜角肌间隙综合征,外周神经肿瘤,中毒性外周神经病等。

二、诊断

(一)临床表现

1.症状

(1)起病年龄:先天性肌病多起于儿童或青年,运动神经元疾病多起于壮年。

(2)起病情况:肌炎、多发性肌炎多急或亚急性起病;先天性肌病、遗传性肌病多为隐匿性起病。

(3)家族史:先天性肌病、遗传性疾病常有家族史、遗传史。

(4)萎缩肌的分布:多发性肌炎以颈肌、近端肌为重;肌营养不良症可为面-肩-肱型,肢带型为多见;神经根、神经病损其萎缩与其相应支配部位相附和。

(5)主要表现为受累肌肉易疲劳及肌肉无力感。

(6)其他:肌炎常有疼痛及压痛;神经炎常有压痛及感觉障碍或其他感染(麻风、白喉)、中毒(铅、药毒)等症状及病史;代谢障碍及内分泌疾病亦有相应疾病史及病症。

2.体征

(1)病损肌肉呈现萎缩、变细、肌腹变平、不丰满,测周径双侧相差 2 cm以上。

(2)肌肥大:肌强直症可呈真性肥大;肌营养不良症可呈假性肥大。

(3)肌肉压痛:炎症性肌病常有压痛。

(4)肌强直:肌营养不良性强直症可见肌强直或叩击性肌强直。

(5)肌张力减退:萎缩肌肉肌张力减退。

(6)肌纤维颤动和肌束震颤:前者见于核性损害,后者现于根性损害。

(7)肌腱反射:肌源性、神经源性病损均呈现病损肌肉腱反射低下或消失。

(8)肌力检查:各种轻瘫试验阳性,肌力减退。

(二)实验室检查

1.血液检查

(1)肌酶谱检查:血清肌酸磷酸激酶(CPK)、乳酸脱氢酶及其同工酶

（LDH$_{1,2,3,4,5}$）、丙酮酸激酶（PK）、醛缩酶（ALD）、天门冬氨酸氨基转移酶（AST）、丙氨酸氨基转移酶（ALT）等均有增高,见于肌源性疾病。

（2）血液生化检查:血钾降低见于周期性瘫痪,血肌红蛋白、肌酐亦可见升高。

（3）其他:血糖、内分泌测定可示相应疾病的特征,血抗横纹肌抗体、抗乙酰胆碱受体抗体测定有助于肌炎、重症肌无力症的诊断,风湿、类风湿检查、免疫球蛋白测定有助于判别结缔组织疾病。

2.尿液

肌肉广泛损害时,尿肌酸多增高。

（三）特殊检查

1.肌电图检查及脊髓诱发电位测定

有助于鉴别肌肉、神经、脊髓源性疾病。

2.肌活检

行组织化学或病理检查有助于肌病类型的鉴别。

（四）鉴别诊断

1.神经源与肌源性肌萎缩的鉴别

如表 1-3 所示。

表 1-3　神经源与肌源性肌萎缩的鉴别

	神经源性肌萎缩	肌源性肌萎缩
发病年龄	成年	儿童、青年
家族性	较少	较多
受累部位	肢体远端重	肢带为主（近端重）
肌束纤维震颤	常有	无
感觉障碍	可有或无	无
肌肥大（或假性）	无	可有
锥体束征	可有（肌肉萎缩性侧面硬化病,ALS）	无
肌酶谱	无改变或轻度增高	多明显增高
肌电图	呈神经源性受累	呈肌源性受累
肌活检	呈神经源性改变	呈肌源性改变

2.肌萎缩与消瘦的鉴别

消瘦因全身营养不良或久病缠绵后引起,为全身性普遍表现,肌电图及肌酶谱多属正常。肌萎缩多限于部分区域或以局部为重的特征性分布。

三、治疗

(一)病因治疗

病因治疗针对感染、缺血、压迫、卡钳、肿瘤等病因进行针对性治疗。

(二)营养支持疗法

营养支持疗法除饮食应加强营养外,尚可予以营养性药物,如大量维生素(B族维生素、维生素E)、蛋白质、氨基酸、脂肪乳、能量合剂等,必要时可选用胰岛素低血糖疗法。国内有肌生注射液(含灵芝孢子粉)注射治疗有效的报道。

(三)改善微循环

改善微循环可用扩血管药物及循环代谢改善药物。

(四)辨证论治

1.药物

本症多属中医痿证,中医认为:脾主肉、脾主四肢,故治法中以补脾益肾、补中益气为主,可选用补中益气汤(丸)、右归丸、黄芪桂枝五物汤等加减或辨证论治。

(1)肺热伤津:清燥救肺汤加减。生石膏、桑叶、枇杷叶、杏仁、玉竹、石斛、天花粉、当归、桂枝等。

(2)脾胃虚弱:补中益气汤加减。炙黄芪、人参、白术、当归、陈皮、升麻、柴胡、白芍、赤芍、鸡血藤、桂枝、鹿角胶等。

(3)肝肾阴虚:虎潜丸合地黄饮子加减。枸杞子、麦冬、狗脊、杜仲、鸡血藤、当归、黄檗、牛膝、桂枝、木瓜、山萸肉、石斛、菖蒲、远志、钩藤等。

2.针灸、水针、电针

治痿独取阳明,放以本经穴为主,常选取:肩髃、臂臑、曲池、尺泽、手三里、外关、合谷、鱼际、环跳、髀关、风市、血海、伏兔、足三里、阳陵泉等。

(五)康复治疗

康复治疗包括按摩、推拿、医疗体操及其他理疗。

(六)肌细胞移植术及基因治疗

此治疗方法还正在研究之中。

第七节 大小便障碍

一、概述

(一)排尿障碍

1.尿潴留

尿潴留是指膀胱内充满尿液而不能排出,常常由排尿困难发展到一定程度引起。尿潴留分为急性与慢性两种。前者发病突然,膀胱内胀满尿液不能排出,十分痛苦,临床上常需急诊处理;后者起病缓慢,病程较长,下腹部可扪及充满尿液的膀胱,但患者却无明显痛苦。

2.尿失禁

尿失禁是由于膀胱括约肌损伤或神经功能障碍而丧失排尿自控能力使尿液不自主地流出。

(二)排便障碍

排便困难是神经系统疾病常见症状。便秘是老年人经常发生的问题,由缺乏排便的动力所致或排便反射经常受到抑制,直肠对粪便刺激敏感性下降,粪便在肠内停留过久,水分被吸收过多,粪便干燥不能排出。粪便失禁则由于肛门内、外括约肌功能失常导致粪便不能正常储存于肠道。

(三)神经源性膀胱

正常膀胱功能的实现依赖于躯体神经和自主神经的运动与感觉成分相互协调。控制排尿功能的中枢神经系统或外周神经受到损害而引起的膀胱功能障碍称神经源性膀胱。

近年来国际上多根据膀胱功能障碍类型将神经源性膀胱分成两类。

1.逼尿肌反射亢进

逼尿肌对刺激有反射亢进现象,在测量膀胱内压时出现无抑制性逼尿肌收缩,可伴或不伴尿道括约肌的功能障碍,多为骶髓排尿中枢以上的损害引起,具有如下特征。①膀胱容量的减少。②不自主的逼尿肌收缩。③排尿时膀胱内高压。④膀胱壁显著肥大。

2.逼尿肌无反射

逼尿肌对刺激无反射或反射减退,在测量膀胱内压时不出现无抑制性逼尿肌收缩,可伴或不伴尿道括约肌的功能障碍,多为骶髓排尿中枢或以下的损害引起,具有如下特征。①膀胱容量增大。②缺乏自主逼尿肌收缩。③膀胱内低压力。④轻度的膀胱壁小梁形成(肥大)。

二、病因和发病机制

(一)排尿障碍

1.排尿的神经生理机制

与膀胱排尿活动有关的反射通路可分为骶髓反射通路和骶上反射通路两部分。前者是指负责排尿活动的基础反射弧,后者则通过发放抑制性冲动控制骶髓反射弧的活动,使排尿过程在高级中枢的支配下成为可由意识控制的生理性活动。与下尿路储尿、排尿功能有关的神经活动是通过 4 个神经解剖环路实现的。

环路Ⅰ是由往返于大脑额叶皮质与脑干网状结构间的神经通路组成(其中包括来自基底神经节、丘脑神经核及小脑的神经纤维),它们对脑干排尿维持中枢发挥抑制性作用。此环路内的损害,可使排尿反射部分或完全失去有意识的控制,逼尿肌出现无抑制性反射。在临床上,脑血管意外、脑肿瘤、颅脑外伤、多发性硬化、帕金森病等可能影响此通路,造成下尿路功能障碍。

环路Ⅱ相当于早先提出的骶髓反射弧,但盆神经的传入、传出神经并不在骶髓平面内发生突触,而是经过一长程环路在脑干发生突触的。它们的基本作用是保证并维持逼尿肌的有效收缩直至完成膀胱的排空。

在环路Ⅰ的控制下,环路Ⅱ可使排尿活动成为有意识的生理活动。脊髓横断后常可切断此环路,导致逼尿肌无反射,失去排尿能力,即所谓"脊髓休克"。此时伤后脊髓内潜在的节段反射中枢可显露出来,或损伤的神经元可出现"侧支生长"使长传导束反射转变为脊髓节段性反射。骶髓内出现新的排尿反射中枢。此节段反射的兴奋阈较低,所以最终将出现逼尿肌的反射亢进。脊髓部分横断时逼尿肌亦将出现一亢进的低阈值节段性反射,此时逼尿肌收缩常失去控制且不持久,导致排尿效率降低,出现残余尿。临床上,此种情况可见于脊髓损伤、多发性硬化、脊髓肿瘤等疾病。

环路Ⅲ是逼尿肌、骶髓中枢(逼尿肌核、阴部神经核)、尿道横纹肌外括约肌间的神经通路,负责排尿时逼尿肌收缩与尿道外括约肌松弛间的协调性活动。此环路损害可影响逼尿肌与外括约肌间的协调活动,导致逼尿肌、外括约肌协同失调。

环路Ⅳ由大脑皮质运动区与骶髓内的阴部神经核间的神经通路组成,使外括约肌的活动处在高级中枢随意性控制之下。脊髓损伤、肿瘤、感染或脱髓鞘性疾病可能损害此环路,使尿道外括约肌失去随意控制能力。

膀胱、尿道平滑肌的外周神经支配系自主神经(交感神经和副交感神经),而横纹肌性质的尿道外括约肌由躯体神经支配。与下尿路功能有关的外周神经:①盆神经(副交感性,来自$S_{2\sim4}$分布至整个膀胱逼尿肌及尿道平滑肌)。②腹下神经(交感性,来自$T_{11}\sim L_2$,也分布于膀胱逼尿肌及近侧尿道平滑肌)。③阴部神经(躯体神经,来自$S_{2\sim4}$,分布于尿道外括约肌、肛管外括约肌、肛周皮肤、女性阴唇阴蒂和男性阴茎阴囊、球海绵体肌、坐骨海绵体肌)。这些神经的传出、传入纤维与腹膜后、盆腔内及膀胱壁内的许多神经丛或神经节有复杂的突触联系。许多因素如广泛的盆腔手术(根治性子宫切除术,直肠癌的经腹会阴切除术)及自主神经病变(糖尿病)、感染、中毒、带状疱疹、骶髓发育不全、马尾肿瘤与创伤等可损害这一复杂的外周神经系统,导致下尿路储尿、排尿功能障碍。

此外,膀胱体部和底部有大量胆碱能受体和β-肾上腺素能受体(近侧尿道亦有一定数量的这类受体存在)。副交感神经的冲动可使胆碱能受体兴奋,逼尿肌收缩发生排尿;交感神经冲动则可使β受体兴奋,逼尿肌松弛,膀胱充盈储尿。而在膀胱颈部和近侧尿道(包括前列腺尿道)平滑肌内则以α肾上腺素能受体占优势,交感神经冲动可以兴奋这些受体,使这些部位的平滑肌收缩,增加排尿阻力控制排尿。

2.病因

(1)尿潴留病因。①膀胱颈梗阻:最常见的是前列腺病变,包括前列腺增生、纤维化或肿瘤、膀胱内结石、有蒂肿瘤、血块或异物及邻近器官病变如子宫肌瘤、妊娠子宫嵌顿在盆腔等也可以阻塞或压迫膀胱颈引起梗阻。②尿道梗阻:最常见的是炎症或损伤后的尿道狭窄。尿道结石、异物、结核、肿瘤、憩室等也可引起尿道梗阻。③神经系统病变:包括肿瘤、脑卒中、脑炎、脊髓结核、糖尿病、多发性硬化等。④颅脑或脊髓损伤。⑤先天性畸形:脊柱裂、脊膜膨出、脊髓脊膜膨出等。⑥麻醉后。⑦药物作用:抗胆碱药、抗抑郁药、抗组胺药、阿片制剂等。⑧精神因素。

(2)尿失禁病因:①神经系统疾病:脑炎、脑卒中、癫痫、脑外伤、脊髓炎、脊髓损伤、外周神经损伤等均可引起尿失禁。②膀胱结石、炎症、肿瘤:这些病变可导致逼尿肌过度收缩、尿道括约肌松弛或麻痹,使得膀胱失去储尿功能。③应力性尿失禁:由于尿道括约肌松弛,当患者咳嗽、大笑、打喷嚏等使腹压突然升高时,有少量尿液可不自主排出,见于老年人尿道括约肌退行性变、青壮年妇女功能性尿道括约肌松弛、肿瘤压迫膀胱。④充溢性尿失禁:见于下尿路梗阻的各种疾病。慢性尿潴留可导致膀胱过度膨胀,膀胱内压升高,使尿液被迫溢出,称充溢性尿失禁。⑤先天性尿路畸形。

(二)排便障碍

1.排便的神经生理机制

直肠和肛门内括约肌接受盆神经($S_{2\sim4}$,副交感性)和腹下神经($T_{11}\sim L_3$,交感性)支配,肛门外括约肌接受阴部神经($S_{2\sim4}$,躯体神经)支配。盆神经兴奋时直肠收缩,肛门内括约肌松弛。腹下神经兴奋时直肠松弛,肛门内括约肌收缩。阴部神经兴奋时则肛门外括约肌收缩,内括约肌不受意识控制,而外括约肌则受意识控制。肛门内括约肌的反射是由直肠壁内神经丛所控制。排便反射的高级中枢在旁中央小叶、丘脑下部及脑干,当粪便聚集直肠时,刺激直肠壁内的机械感受器。冲动经盆神经和腹下神经到达$S_{2\sim4}$排便中枢,再经脊髓丘脑束上达丘脑及大脑皮质,产生排便感觉,再由下行纤维兴奋排便中枢,使盆神经兴奋,腹下神经和阴部神经受到抑制,引起直肠收缩,肛门内、外括约肌扩张,出现排便。同时膈肌和腹肌收缩作屏气动作,加强腹腔压力,协助排便。

2.病因

(1)功能性便秘:便秘是由于排便反射受到抑制,直肠对粪便刺激敏感性下降,粪便在肠内停留过久,水分被吸收过多,粪便干燥所致。下列原因造成的便秘属于功能性便秘:①进食量少或食物缺少纤维素。②排便习惯受干扰。③滥用泻药。④结肠运动功能障碍。⑤腹肌及盆肌张力不足。⑥结肠冗长。⑦应用吗啡类药、抗胆碱药、神经阻滞药等。

(2)器质性排便障碍:①神经系统疾病。脑血管疾病、脑瘤、严重颅脑外伤时常出现便秘症状,且较顽固,尤其颅内压增高时更易发生。脊髓损害严重者可出现便秘,高位脊髓病变因呼吸肌麻痹而使排便困难。骶段以上的慢性横贯性损害呈自动性排便。昏迷、脊髓病变时可引起排便失禁。②结肠、直肠、肛门病变。这些部位的良恶性肿瘤、炎症、肠梗阻等均可引起排便障碍。③腹腔或盆腔内肿瘤压迫。

三、诊断思路

(一)询问病史

(1)询问排尿排便障碍发生的缓急及病程。

(2)是否有脑血管病史,是否伴有肢体活动不灵、感觉障碍等。

(3)是否伴有意识丧失、抽搐及舌咬伤等症状。

(4)有无脊柱外伤史,是否伴有根痛,是否存在横贯性脊髓损伤表现。

(5)是否有前列腺疾病病史。

(6)是否存在尿频、尿急、尿痛。

(二)体格检查

(1)是否存在神经系统定位体征。

(2)有无意识障碍。

(3)脊柱检查对于脊髓疾病的判断有一定意义。

(4)肛诊可确定前列腺的情况,了解尿潴留的程度。

(5)尿潴留时,耻骨上区常可触到半球形膨胀的膀胱,用手按压有明显尿意,叩诊为浊音。

(三)辅助检查

1.实验室检查

前列腺液对于诊断前列腺疾病有重要意义;前列腺特异抗原(PSA)测定对诊断前列腺癌有一定意义;血糖、尿糖检查可确诊糖尿病;尿常规检查可了解有无尿路感染;尿细胞学检查对泌尿系统肿瘤亦具诊断价值。

2.膀胱及下尿路 B 超、膀胱镜检查

有助于了解有无尿潴留、前列腺疾病、膀胱或下尿路结石、肿瘤等。

3.X 线、CT 及 MRI 检查

X 线对脊柱裂的发现和脊柱外伤有意义,MRI 检查不但可发现脊柱病变,同时可了解脊髓损害的情况,是诊断脊髓疾病的最佳手段。CT 及 MRI 检查对于中枢神经系统疾病具有诊断意义。

四、鉴别诊断

(一)脊髓压迫症

脊髓压迫症是神经系统常见疾病,它是一组具有占位性特征的椎管内病变,包括肿瘤、腰椎间盘突出、脊柱损伤、脊髓血管畸形等。脊髓受压时功能丧失可导致括约肌功能障碍,髓内压迫排尿排便障碍出现较早,而髓外压迫则出现较晚。早期表现为排尿急迫、排尿困难,一般在感觉、运动障碍之后出现。而后变为尿潴留,顽固性便秘,最终排尿排便失禁。病变在脊髓圆锥部位时,括约肌功能障碍常较早出现。病变在圆锥以上时,膀胱常呈痉挛状态,其容积减少,患者有尿频、尿急,不能自主控制,同时有便秘。而病变在圆锥以下时,则产生尿潴留,膀胱松弛。当膀胱充满尿液后自动外溢,呈充溢性尿失禁。肛门括约肌松弛可导致排便失禁。

诊断要点:①不同程度的脊髓横贯性损害表现。②具有各种原发病自身特点。③脊柱 X 线检查、脊髓 MRI 检查有助于诊断。

(二)急性脊髓炎脊髓休克期

急性脊髓炎的脊髓休克期可出现尿潴留。此时膀胱无充盈感,逼尿肌松弛,导致尿潴留。过度充盈时可出现充盈性尿失禁。此期需留置导尿管,引流尿液。随脊髓功能的恢复,膀胱逼尿肌出现节律性收缩,但此时膀胱收缩不完全,有较多残余尿。绝大部分患者在病后 3～6 个月,可望恢复排尿功能。

诊断要点:①急性起病,首发症状多为双下肢麻木、无力,背痛,相应部位的束带感等。②大多在数小时至数天内进展至高峰,出现病变水平以下的脊髓完全性横贯性损伤,症状包括截瘫或四肢瘫、感觉障碍和膀胱直肠功能障碍。③MRI 检查可见髓内片状或较弥散的 T_2 异常信号,脊髓可见肿胀。

(三)多发性硬化

多发性硬化是一种中枢神经系统脱髓鞘疾病,青、中年多见,临床特点是病灶播散广泛,病程中常有缓解复发的神经系统损害症状。少数患者起病时即有尿频、尿急,后期常有尿潴留或失禁。有的患者出现肠道功能紊乱,包括便秘与排便失禁。

诊断要点:①青壮年发病。②有中枢神经系统损害的表现,病灶多发。③病程波动,有缓解、复发的特点。

(四)马尾综合征

马尾神经损害在临床较为常见,大多是由于各种先天或后天的原因致腰椎管绝对或相对狭窄,压迫马尾神经而产生一系列神经功能障碍,其中包括排尿排便障碍。

诊断要点:①大部分患者有明确病因,如腰椎疾病。②疼痛多表现为交替出现的坐骨神经痛。③神经损害呈进行性,感觉障碍表现为双下肢及会阴部麻木、感觉减弱或消失;括约肌功能障碍表现为排尿排便乏力、尿潴留、排尿排便失禁,阳痿。④放射科辅助检查可清楚直观地反映椎管和椎管内硬膜囊及马尾情况。

(五)多系统变性

病因不明,病理上表现为程度不等的黑质、尾状核、壳核、下橄榄核、脑桥腹核、小脑皮质等部位神经细胞脱失,胶质细胞增生。

诊断要点:①临床上表现为锥体外系统、小脑系统和自主神经系统损害的症状和体征。②部分患者还可出现锥体束损害的症状和体征。③排尿障碍是最重要的自主神经功能障碍。

(六)脑血管病

脑血管病可影响尿便高级中枢而引起排尿排便障碍,尤其常见于多发性脑梗死及病变范围大的患者。

诊断要点:①脑血管病史。②神经系统功能损害及定位体征。③通过 CT、MRI 检查可确定诊断。

(七)癫痫发作

诊断要点:①癫痫发作的主要临床表现是意识丧失、抽搐、感觉障碍、自主神经紊乱及精神异常。②这些症状可单独或联合出现,以意识丧失和抽搐为常见。③膀胱与腹壁肌肉强烈收缩可发生尿失禁。④除确切的发作病史外,脑电图诊断意义最大。

(八)正常颅压脑积水

多与蛛网膜下腔出血等因素造成的交通性脑积水有关。以痴呆、共济失调、排尿排便障碍三联症为主要临床表现。智能障碍一般最早出现,智能障碍的程度差异很大,可以表现为轻度淡漠、记忆力减退、痴呆、表情呆板、反应迟钝等。排尿排便障碍以尿急、尿失禁多见,大多出现较晚。共济失调以步态异常开始,表现为行走慢、步距短、走路不稳、迈步费力等特点。

诊断要点:①痴呆、共济失调、排尿排便障碍三联症。②CT 或 MRI 表现是诊断正常颅压脑积水的重要依据。③有明确的蛛网膜下腔出血病史有助于诊断。

(九)前列腺增生

前列腺增生是老年男性很常见的疾病,因性激素平衡失调使前列腺内层的尿道周围腺体呈结节样增生,以致前列腺部尿道受压变窄、弯曲、伸长,使排尿阻力增加,引起排尿困难。最早的症状是增生腺体刺激所引起的尿频,以夜间为明显。继而出现进行性排尿困难,最终发展为尿潴留。

诊断要点:①直肠指检一般能触及肿大的前列腺。②膀胱镜检可以观察到腺体增生情况和膀胱内有无憩室、结石或炎症。③B超检查,特别是经尿道或经直肠,可以准确测量前列腺体积。

(十)尿道结石

多来自上尿路,在排出过程中嵌顿于尿道内,突然发生排尿困难乃至尿潴留,伴有剧烈疼痛。

诊断要点:①排尿困难伴剧烈疼痛、血尿。②嵌顿于前尿道的结石可通过扪诊发现,后尿道结石可作直肠指检或借尿道探条触及。③X线、B超检查可确定诊断。

第二章

自主神经疾病

第一节 间 脑 病 变

间脑由丘脑、丘脑底、下丘脑、膝状体及第三脑室周围结构所组成,是大脑皮质与各低级部位联系的重要结构。"间脑病变"一词一般用于与间脑有关的自主神经功能障碍,精神症状,体质量变化、水分潴留、体温调节、睡眠-觉醒节律、性功能、皮肤等异常和反复发作性的综合征,脑电图中可有特征性变化。

一、病因和病理

引起间脑病变最主要的原因为肿瘤,如颅咽管瘤、垂体瘤或丘脑肿瘤。其次是感染、损伤、中毒和血管疾病等。据文献报道 160 例的综合性统计中,肿瘤占52％,炎症(如脑膜炎、脑炎、蛛网膜炎)占 20％,再次为血管病变、颅脑损伤等。少数病因不明。

在动物实验中,破坏第三脑室的底部达 1/4 可不发生任何症状;破坏下丘脑后部达 2/3,则可引起恶病质而导致死亡。

二、临床表现

间脑病变的临床表现极为复杂,基本可分为定位性症状和发作性症状两大方面。

(一)定位性症状

1.睡眠障碍

睡眠障碍是间脑病变的突出症状之一。下丘脑后部病变时,大部分患者有睡眠过多现象,即嗜睡,但少数患者失眠。当下丘脑后区大脑脚受累时,则表现为发作性嗜睡病和猝倒症等。常见的临床类型如下。

（1）发作性睡病：表现为发作性的不分场合的睡眠，持续数分钟至数小时，睡眠性质与正常人相似。这是间脑特别是下丘脑病变中最常见的一种表现形式。

（2）异常睡眠症：发作性睡眠过多，每次发作时可持续睡眠数天至数周，但在睡眠发作期，患者常可被喊醒吃饭、小便等，饭后又睡，其睡眠状态与正常相同。

（3）发作性嗜睡-强食症：患者不可控制地出现发作性睡眠，每次睡眠持续数小时至数天，醒后暴饮暴食，食量数倍于常量，且极易饥饿。患者多数肥胖，但无明显的内分泌异常。数月至数年反复发作一次，发作间并无异常。起病多在10～20岁，男性较多，成年后可自愈。

2.体温调节障碍

下丘脑病变产生的体温变化，可表现如下特征。

（1）低热：体温一般维持于 37.3～37.8 ℃，很少超过 39 ℃。如连续测量几天体温，有时可发现体温的曲线是多变性的。这种 24 小时体温曲线有助于了解温度调节障碍。

（2）体温过低：下丘脑的前部和邻近的隔区可能与身体的散热有关，体温主要通过皮肤血管扩张和排汗（副交感神经）调节，而下丘脑的后侧部则可能与保热和产热有关。故当下丘脑前部或灰结节区病变时，散热发生障碍，这时很容易使体温过高；而下丘脑后侧部病变时产热机制减弱或消失，常可引起体温过低。

（3）高热：下丘脑视前区两侧急性病变常有体温很快升高，甚至死亡后仍然有很高体温。神经外科手术或急性颅脑损伤影响该区域时，往往在 12 小时内出现高热，但肢体是冰冷的，躯干温暖，有些患者甚至心率及呼吸保持正常。高热时服解热剂无效，体表冷敷及给氯丙嗪降温反应良好。但是下丘脑占位性病变，可因破坏区域极广而没有体温的明显变化；可因下丘脑肿瘤选择性地破坏而引起体温持久升高，脑桥中脑血管性病变也可出现高热。

3.尿崩症

下丘脑的病变损害视上核、室旁核或视上核-垂体束，均常发生血管升压素分泌过少，可引起尿崩症。各种年龄均可得病，但以 10～20 岁多见，男性稍多于女性。起病可骤可缓。主要症状有多尿（失水）、口渴、多饮。每昼夜排尿总量常在 6 L 以上，可超过 10 L，尿比重低（<1.006），但不含糖。每天饮水也多，总量与尿量相接近，如限制喝水，尿量往往仍多而引起失水。患者有头痛、疲乏、肌肉疼痛、体温降低、心动过速、体质量减轻。久病者常因烦渴多饮，日夜不宁，发生失眠、焦虑、烦躁等神经情绪症状。若下丘脑前部核群功能亢进或双侧视交叉上

核损害,偶尔亦发生少饮及乏尿症。

4.善饥

下丘脑病变引起过分饥饿较烦渴症状为少见。善饥症状出现于额叶双侧病变(包括大脑皮质弥散性疾病及双侧前额叶切除)后。轻度善饥症状见于接受激素治疗的及少数精神分裂症患者。这些患者不能估计食欲。在强食症中,表现过分饥饿,伴周期性发作性睡眠过度等症状,常归因于下丘脑病变。双额叶病变时,偶亦发生善饥,表现为贪食、吃不可食的东西,同时有视觉辨别功能丧失、攻击行为及性活动增强等症状。

5.性功能和激素代谢障碍性功能异常

患者表现出性欲减退,儿童病例有发育迟缓或早熟,青春期后女性则月经周期改变或闭经,男性有精子形成障碍甚至勃起功能障碍。Bauer 分析 60 例下丘脑病变,有 24 例发育早熟,19 例为性功能减退。常用下丘脑脊髓纤维及下丘脑垂体纤维通过神经体液的调节紊乱来解释此种障碍。若下丘脑的乳头体、灰结节部附近患有肿瘤,则来自结节漏斗核的下丘脑垂体纤维受阻,能影响腺垂体的促性腺激素的释放,使内分泌发生异常。下丘脑的脊髓纤维可调节脊髓各中枢活动,改变性功能。成人脑底部肿瘤刺激下丘脑前方或腹内侧区时,偶亦发生性欲过旺。

闭经-溢乳综合征的主要机制是催乳素分泌过多,高催乳素血症抑制下丘脑促性腺激素释放激素的分泌。该病常由肿瘤(垂体肿瘤等)、下丘脑与垂体功能障碍或服用多巴胺受体阻滞剂等因素所致。有间脑病时激素代谢的改变以 17-酮类固醇类最明显。因 17-酮类固醇类是许多肾上腺皮质激素和性激素的中间代谢产物,正常人每昼夜排出量为 10~20 mg,某些患者可升高到 20~40 mg。17-羟皮质固醇的测定结果同样也可有很大的波动性,排出量可以升高达 14 mg。

6.脂肪代谢障碍

肥胖是由下丘脑后方病变累及腹内侧核或结节附近所致,常伴有性器官发育不良症,称肥胖性生殖不能性营养不良综合征。继发性肥胖者常为下丘脑部肿瘤或垂体腺瘤压迫下丘脑所致,其次为下丘脑部炎症所致。原发性肥胖者多为男性儿童,起病往往颇早,有肥胖和第二性征发育不良,但无垂体功能障碍。肥胖为逐渐进展性,后期表现极其明显,脂肪分布以面部、颈及躯干最显著,其次为肢体的近端。皮肤细软,手指细尖,常伴有骨骼过长现象。

消瘦在婴儿多见,往往由下丘脑肿瘤或其他病变引起,如肿瘤破坏双侧视交叉上核、下丘脑外侧区或前方,均可发生厌食症,吞咽不能,体质量减轻。成人有轻度体质量下降,乏力,极端恶病质常提示有垂体损害。垂体性恶病质(Simmond 综合征)的特征为体质量减轻、厌食、皮肤萎缩、毛发脱落、肌肉软弱、怕冷、心跳缓慢、基础代谢率降低等。该综合征亦发生于急性垂体病变,例如头颅外伤、肿瘤、垂体切除术后。垂体性恶病质反映腺垂体促甲状腺素、促肾上腺皮质激素及促性腺激素的损失。近年来研究发现,下丘脑还能分泌多种释放因子(主要是由蛋白质或多肽组成的)调节腺垂体各种内分泌激素的分泌功能,因此单纯下丘脑损伤时,可以出现许多代谢过程的紊乱。

7.糖、蛋白质代谢及血液其他成分的改变

下丘脑受损时,血糖往往升高或降低。当下丘脑受急性损伤或刺激时,可产生高血糖,但血清及小便中的酮体往往是阴性。在动物实验中,损伤下丘脑视上核或破坏室旁核时,能引起低血糖及增加胰岛素敏感性。蛋白质代谢障碍表现为血浆蛋白中清蛋白减少,球蛋白增多。用电泳法观察,发现球蛋白中 α_2 球蛋白含量的上升比较明显,β 部分降低。有间脑疾病时血中钠含量一般都处于较低水平,血溴测定结果常升高。也可以发生真性红细胞增多症,在无感染情况下也可出现中性粒细胞增多的情况。

8.胃、十二指肠溃疡和出血

在人及动物的急性下丘脑病变中,可伴有胃、十二指肠溃疡及出血。在下丘脑的前方及下行至延髓中的自主神经纤维径路上的任何部位有急性刺激性病变,均可引起胃和十二指肠黏膜出血和溃疡形成。对产生黏膜病变的原理有两种意见,一种认为交感神经血管收缩纤维麻痹,可发生血管扩张,而导致黏膜出血;另一种认为是迷走神经活动过度,使胃肠道肌肉发生收缩,引起局部缺血与溃疡形成。

消化性溃疡常发生于副交感神经过度紧张的人。颅内手术后并发胃十二指肠溃疡的发生率不高。根据颅内病变(脑瘤、血管病变)352 例尸检病例报告,有上消化道出血及溃疡的占12.5%,内科病例(循环、呼吸系统病变等)中非颅内病变的 1 580 例,伴上消化道出血及溃疡的占 6%,显然以颅内病变合并上消化道出血的比率为高。上海市仁济医院神经科对 298 例脑出血、鞍旁及鞍内肿瘤病例进行统计,有上消化道出血的仅占 6%,发病率偏低。

9.情绪改变

动物实验中见到多数双侧性下丘脑病损的动物,都有较为重要的不正常行为。研究指出,下丘脑的情绪反应不仅决定于丘脑与皮质关系,当皮质完整时,刺激乳头体、破坏下丘脑的后腹外核及视前核有病变均可引起下丘脑的情绪反应。主要的精神症状包括兴奋、病理性哭笑、定向力障碍、幻觉及激怒等。

10.自主神经功能症状

下丘脑前部及灰结节区为副交感神经调节,下丘脑后侧部为交感神经调节。下丘脑病变时自主神经是极不稳定的,心血管方面的症状常是波动性的,患者血压大多偏低,或有位置性低血压,但较少有血压升高现象。一般下丘脑后方及腹内核病变或有刺激时,血压升高,心率加快,呼吸加快,胃肠蠕动和分泌抑制,瞳孔扩大;下丘脑前方或灰结节区发生刺激性病变,则血压降低,心率减慢,胃肠蠕动及分泌增加,瞳孔缩小。但新的研究指出,在视上核及室旁核或视前区类似的神经垂体,有较高浓度的血管升压素及催产素,说明下丘脑前方也可引起高血压。若整个下丘脑有病变则血压的改变更为复杂、不稳。伴有心率、脉搏减慢,有时出现冠状动脉供血不足,呼吸浅而慢,两侧瞳孔大小不对称,偶可引起排尿障碍,常有心脏、胃肠、膀胱区的不适感,因结肠功能紊乱,偶有大便溏薄,便秘与腹泻交替出现的情况。

(二)发作性症状

常以间脑癫痫为主要表现。所谓间脑性癫痫发作,实为下丘脑疾病所引起的阵发性自主神经系统功能紊乱综合征。发作前患者多先有情绪波动、食欲改变(增加或减退)、头痛、打呵欠、恐惧不安和心前区不适。发作时面色潮红或苍白,流涎,流泪,多汗,战栗,血压骤然升高,瞳孔散大或缩小,眼球突出,体温上升或下降,脉速,呼吸变慢,有尿意感及各种内脏不适感,间或有意识障碍和精神改变等。发作后全身无力、嗜睡或伴有呃逆。每次发作持续数分钟到数小时。有的则突然出现昏迷,甚至心脏停搏而猝死。总之,每个患者的发作有固定症状和刻板的顺序,而患者之间很少相同。

三、检查

(一)脑脊液检查

除占位病变有压力升高及炎性病变,有白细胞计数增多外,一般均属正常。

(二)X线头颅正侧位摄片

偶有鞍上钙化点,蝶鞍扩大,有后床突破坏情况,必要时行血管造影及脑部CT扫描。

(三)脑电图

在脑电图上能见到14 Hz的单向正相棘波或弥散性异常,阵发性发放的、左右交替的高波幅放电有助于诊断。

四、诊断

下丘脑病变的病因较多,临床症状表现不一,诊断较难,必须注意详细询问病史,并结合神经系统检查及辅助检查,细致地分析考虑。时常发现下丘脑病理的改变很严重,而临床症状不明显;亦有下丘脑病理改变不明显,而临床症状很严重。必须指出,在亚急性或慢性的病变中,自主神经系统具有较强的代偿作用。因此不要忽略详细的自主神经系统检查,如出汗试验、皮肤划痕试验、皮肤温度测定、眼心反射、直立和卧倒试验及药物肾上腺素试验,以测定自主神经的功能状况。脑电图的特征性改变有助于确定诊断。

五、治疗

(一)病因治疗

首先要区别肿瘤或炎症。肿瘤引起者应根据手术指征进行开颅切除或深度X线治疗。若为炎症,应先鉴别炎症性质为细菌性还是病毒性,然后选用适当的抗生素、激素及中药等治疗。若为损伤和血管性病变所致,则应根据具体情况,采用手术、止血或一般支持治疗。对非炎症性的慢性退行性的下丘脑病变,一般以对症治疗、健脑和锻炼身体为主。

(二)特殊治疗

(1)下丘脑病变,若以嗜睡现象为主,则让患者口服中枢兴奋药物,如苯丙胺、哌甲酯、甲氯芬酯。

(2)对尿崩症采用血管升压素替代治疗。常用的神经垂体制剂有下列三种:①垂体升压素以鞣酸盐油剂的作用时间为最长,肌内注射,0.5~1毫升/次,可维持7~10天;②神经垂体粉剂,可由鼻道给药,成人30~40毫克/次,作用时间为6~8小时,颇为方便;③氢氯噻嗪,若患者对鞣酸类药物有抗药性、过敏性或不能耐受注射,可以该药代替。

(3)对病变引起腺垂体功能减退者,可补偿周围内分泌腺(肾上腺、甲状腺、性腺)分泌不足,用合并激素疗法。若有电解质紊乱可考虑合用去氧皮质酮或甘草。

(4)间脑性癫痫发作,可采用苯妥英钠、地西泮或氯氮䓬等口服治疗。精神症状较明显的患者可口服氯丙嗪。对有垂体功能低下的患者,须注意出现危象。

(5)若颅内压升高,用脱水剂,如氨苯蝶啶 50 mg,3 次/天,口服;氢氯噻嗪

25 mg,3 次/天,口服;20％甘露醇 250 mL,静脉滴注。

(三)对症治疗

如果患者的血压偶有升高,心跳快,可给适量降压剂,必要时让其口服适量普萘洛尔。对发热者可用阿司匹林、氯丙嗪、苯巴比妥、地西泮、甲丙氨酯等或物理降温。如果患者合并胃及十二指肠出血,可应用适量的止血剂,如酚磺乙胺及氨甲苯酸。对神经症状明显者,应采取综合疗法,患者要增强体质锻炼,如做广播操、打太极拳,适当地休息,适量服用吡拉西坦康或健脑合剂等。对失眠者晚间用适量的催眠剂,白天也可用适量的镇静剂,对头痛严重者也可用镇痛剂。

第二节 雷 诺 病

雷诺病是由肢端小血管痉挛性或功能性闭塞引起的局部缺血现象,常见于青年女性,多由局部受寒或情绪激动所诱发,以阵发性四肢末端(以手指为主)对称性间歇发白与发绀、感觉异常为临床特征,伴有指(趾)疼痛。

继发于其他疾病的肢端动脉痉挛现象,称为雷诺现象。它常见于自体免疫性疾病,如硬皮病、皮肌炎、系统性红斑狼疮、类风湿关节炎、结节性动脉炎,亦可见于脊髓空洞症、前斜角肌综合征、铅或砷中毒性外周神经病患者。

一、临床表现

大多数患者仅累及手指,近 1/2 的患者可同时累及足趾,仅累及足趾的病例极少。某些病例可累及鼻尖、外耳、面颊、胸部、舌、口唇及乳头。

临床表现有间歇性的肢端血管痉挛伴有疼痛及感觉障碍,典型临床发作可分为 3 期。

(一)缺血期

当环境温度降低或情绪激动时,两侧手指或足趾、鼻尖、外耳突然变白、僵冷。在肢端温度降低的同时,皮肤出冷汗,常伴有蚁走感、麻木感或疼痛感,每次发作的频率及时限各异,常持续数分钟至数小时。

(二)缺氧期

在缺氧期有感觉障碍及皮肤温度降低,但肢端青紫或呈蜡状,有疼痛,延续数小时至数天,然后消退或转入充血期。

(三)充血期

动脉充血,温度上升,皮肤潮红,然后恢复正常。也可开始发作即出现青紫而无苍白或苍白后即转为潮红。某些病例在苍白或青紫之后即代之以正常色泽。经过多次发作,晚期指尖偶有溃疡或坏疽,肌肉及骨质可有轻度萎缩。

体格检查除指(趾)发凉,有时可发现手部多汗外,其余正常。桡动脉、尺动脉、足背动脉及胫后动脉搏动均存在。

临床上常用 Taylor-Pelmear 分期来表示雷诺现象发作的频率、程度和累及的范围(表 2-1)。在疾病早期,仅有 1～2 个手指受累,后期可有多个手指受累并累及足趾。拇指因血供丰富常不受累。

表 2-1 雷诺现象的 Taylor-Pelmear 分期

分期	程度	表现
0		无发作
1	轻	偶发,累及一个或多个指尖
2	中	偶发,累及一个或多个指尖及指中部(极少累及指底部)
3	重	常发,累及大多数手指的全部
4	极重	与第 3 期相同,伴指尖皮肤损害和可能的坏疽

二、实验室检查

(一)激发试验

(1)冷水试验:把指(趾)浸入 4 ℃冷水中 1 分钟,75％的患者可诱发颜色变化。

(2)握拳试验:两手握拳 90 秒后,于弯曲状态松开手指,部分患者可出现发作时的颜色改变。

(3)将全身暴露于寒冷环境,同时将手浸于 10～15 ℃水中,发作的阳性率更高。

(二)血管无创性检查

应用激光多普勒血流测定、应变计体积描记法等测定在寒冷刺激时手指的收缩压等。

(三)指动脉造影

分别在冷刺激前后做指动脉造影,如发现血管痉挛,可于动脉内注射盐酸妥拉唑林后再次造影,了解血管痉挛是否缓解。造影可以显示动脉管腔变小,严重者可见动脉内膜粗糙,管腔狭窄,偶见动脉闭塞。

(四)微循环检查

可用显微镜或检眼镜观察甲皱毛细血管。雷诺病患者的甲皱毛细血管正常。继发性雷诺现象者可见毛细血管数减少,管径及形态均异常。此项检查异常者提示继发性雷诺现象,对雷诺病无诊断意义。

(五)其他

红细胞沉降率应作为常规检查,如异常则支持继发性雷诺现象。

三、诊断

雷诺病的诊断标准:①发作由寒冷或情感刺激诱发;②双侧受累;③一般无坏疽,即使仅限于指尖皮肤;④无其他引起血管痉挛发作疾病的证据;⑤病史超过 2 年。

四、治疗

尽量减少肢体暴露在寒冷中,加强锻炼,提高机体的耐寒能力,避免精神紧张,树立治疗信心。

(一)一般治疗

保持患部的温暖,不仅限于手足,注意全身保暖,冬季外出和取冷冻物品时应戴手套,最好戴并指手套,穿保暖厚袜,进行温水浴。保护皮肤,用乳膏防止皮肤干裂。在使用去污剂或刺激性化学品时应戴手套。避免指、趾损伤及引起溃疡。由于烟碱可使血管收缩,吸烟者应绝对戒烟。避免精神紧张、情绪激动和操作振动机器等诱因。尽量避免去海拔较高处。

(二)药物治疗

在一般治疗无效,血管痉挛发作影响患者的日常生活或工作,出现指(趾)营养性病变时,应考虑药物治疗。雷诺病和雷诺现象的治疗以血管痉挛期治疗为主。

1.钙通道阻滞剂

此类药物能使血管扩张,增加血流量,为目前最常用的药物。

(1)硝苯地平:为治疗的首选药物,主要作用为扩张外周血管,抗血小板,可使指端血管痉挛的发作次数明显减少。个别患者发作可完全消失。用法:每次 10～20 mg,每天 3 次,口服。常见的不良反应是面部发红、发热、头痛、踝部水肿、心动过速。可使用缓释剂以减轻不良反应。因不良反应停药者,在严重血管痉挛发作时可临时舌下含服硝苯地平。因不良反应不能使用硝苯地平缓释剂时,可用伊拉地平和氨氯地平,但维拉帕米无效。因不良反应必须减少药量时,可联合使用钙通道阻滞剂和一般血管扩张药,可使用较小剂量,疗效较好。

(2)地尔硫草:每次 30～120 mg,每天 3 次,口服,连用 2 周。不良反应轻,但疗效不显著。

(3)尼莫地平:每次 40 mg,每天 3 次,口服。

(4)氟桂利嗪:每次 5 mg,每天 1 次,睡前口服。

2.血管扩张药

此类药物长期以来作为治疗用药的主要选择,疗效尚好,对病情严重的患者疗效不甚理想。

(1)草酸萘呋胺:为 5-羟色胺受体阻滞剂,具有较轻的外周血管扩张作用,可缩短发作持续时间及减轻疼痛。用法:每次 0.2 g,每天 3 次,口服。

(2)烟酸肌醇:可缩短发作持续时间及减少发作次数,但服药 3 个月后疗效才明显。用法:每次0.6 g,每天 3 次,口服。

(3)利血平:为儿茶酚胺耗竭剂,每次 0.25 mg,每天 1 次,口服;也可动脉内给药,但疗效并不优于口服。

(4)盐酸妥拉唑林:每次 25～50 mg,每天 3 次,口服。若局部疼痛或溃疡形成,用药后无不良反应,可加量至每次 100 mg,每天 3 次,口服,或 25～100 mg,每天 1 次肌内注射。

(5)盐酸胍乙啶:每天 10～50 mg,每天 1 次,口服。

(6)盐酸酚苄明:每次 10～30 mg,每天 3～4 次,口服。

(7)己酮可可碱:每次 0.4 g,每天 3 次,口服。该药具有改善血液流变学的作用,可改善继发性雷诺现象,不作为常规治疗用药。

(8)哌唑嗪:每天 2～8 mg,口服。

(9)甲基多巴:可用于痉挛明显或踝部水肿者,从小剂量开始,成人每次 0.25 g,每天 2～3 次,口服。

(10)罂粟碱:每次 30～60 mg,每天 3 次口服,或把 60～90 mg 罂粟碱加入 250～500 mL 6％的羟乙基淀粉或右旋糖酐-40,静脉滴注,每天 1 次,7～10 次为 1 个疗程。

(11)氧化麦角碱:0.5 mg 舌下含服,每天 3～4 次,或 0.3～0.6 mg,每天 1 次肌内注射。

(12)硝酸甘油软膏:局部应用。

不论对雷诺病还是雷诺现象,β受体阻滞剂、可乐定、麦角制剂均为禁止使用的药物,因为这些药物可使血管收缩,并可诱发或加重症状。

3.前列腺素

前列环素(PGI$_2$)和前列地尔(PGE$_1$)具有较强的血管扩张和抗血小板聚集的作用,对难治者疗效较好,缺点是需静脉用药且不稳定。

(1)伊洛前列素:每分钟每千克体质量 1~2 ng,间歇滴注。每次静脉滴注5~12 小时,每天 1 次,3~5 天为 1 个疗程;对大多数患者疗效可持续 6 周到半年。此药目前作为治疗的次选用药。

(2)前列地尔:1~2 mL(5~10 μg)+10 mL 生理盐水(或 5% 的葡萄糖注射液),缓慢静脉推注,或直接入小壶,缓慢静脉滴注。

4.其他

严重坏疽继发感染者应配合抗生素治疗。巴比妥类镇静药及甲状腺素能减轻动脉痉挛。对伴发硬皮病的严重患者可静脉输入右旋糖酐-40。

(三)充血期治疗

此期主要通过调整自主神经药物及中药来治疗,常用药物有 B 族维生素、谷维素等。

(四)手术治疗

对病情严重、难治性病例,可考虑交感神经切除术。对上肢病变者行上胸交感神经切除术,有效率为 50%~60%,但常于 6 个月到 2 年复发,由于疗效较差及少汗等不良反应,目前已不主张用此法治疗。对下肢病变者行腰交感神经切除术,有效率超过 80%,疗效持续更长,值得推荐。另外,还可行指(趾)交感神经切除术,疗效尚待观察。

(五)条件反射和生物反馈治疗

患者双手置于 43 ℃水中,身体暴露于 0 ℃的环境下,每天约 30 分钟。治疗后,患者在暴露于寒冷环境时的手指温度明显高于正常人,并且主观感觉症状改善,疗效持续 9~12 个月。有多种生物反馈疗法可用于治疗雷诺现象,一般情况下病情都有改善,且无不良反应,值得试用。

(六)血浆置换

对严重病例可以考虑进行血浆置换治疗。

(七)预防发作

应注意手足保暖,防止受寒,常做手部按摩,促进血液循环和改善肢端营养状况。有条件可做理疗，冷、热水交替治疗，光疗，直流电按摩等。

(八)其他治疗

其他治疗如肢体负压治疗，原理为负压使肢体血管扩张，克服了血管平滑肌收缩，动脉出现持续扩张。

五、预后

预后相对良好，约15%的患者自然缓解，30%的患者逐渐加重。长期持续动脉痉挛可致动脉器质性狭窄而不可逆，但极少(低于1%)需要截指(趾)。

第三节　面偏侧萎缩症

面偏侧萎缩症为一种单侧面部组织的营养障碍性疾病，其临床特征是一侧面部各种组织慢性进行性萎缩。

一、病因

该病的原因尚未明了。由于部分患者伴有包括霍纳综合征在内的颈交感神经障碍的症状，一般认为该病和自主神经系统的中枢性或外周性损害有关。其他关于该病病因的学说涉及局部或全身性感染、三叉神经炎、结缔组织病、遗传等。起病多在儿童、少年期，一般在 10～20 岁，但无绝对年限。女性患者较多。

二、病理

面部病变部位的皮下脂肪和结缔组织最先受累，然后牵涉皮肤、皮下组织、毛发和皮脂腺，病变最重者侵犯软骨和骨骼。受损部位的肌肉因所含的结缔组织与脂肪消失而缩小，但肌纤维并不受累，且保存其收缩能力。面部以外的皮肤和皮下组织、舌部、软腭、声带、内脏等也偶被涉及。同侧颈交感神经可有小圆细胞浸润。部分患者伴有大脑半球的萎缩，可能是同侧、对侧或双侧的。个别患者伴发偏身萎缩症。

三、临床表现

起病隐袭。萎缩过程可以在面部任何部位开始，以眼眶上部、颧部较为多见。起始点常呈条状,略与中线平行,皮肤皱缩,毛发脱落,称为"刀痕"。病变缓慢地发展到半个面部,偶然波及头盖部、颈部、肩部、对侧面部,甚至身体的其他部分。病区皮肤萎缩、皱褶,常伴脱发,色素沉着,毛细血管扩张,汗分泌增加或减少,唾液分泌减少,颧骨、额骨等下陷,与健区皮肤界限分明。部分患者呈现瞳孔变化,虹膜色素减少,眼球内陷或突出,有眼球炎症、继发性青光眼、面部疼痛、轻度病侧感觉减退、内分泌障碍等。面偏侧萎缩症患者常伴有身体某部位的皮肤硬化。仅少数伴有临床癫痫发作或偏头痛,约半数的脑电图记录有阵发性活动。

四、病程

发展的速度不定。大多数病例在进行数年至十余年趋向缓解,但伴发的癫痫可能继续。

五、诊断

当患者出现典型的单侧面部萎缩,而肌力量不受影响时,不难诊断。仅在最初期可能和局限性硬皮病混淆。头面部并非后者的好发部位,面偏侧萎缩症的"刀痕"式分布也可帮助鉴别。

六、治疗

目前的治疗尚限于对症处理。有人用 5 mg 氢溴酸樟柳碱与 10 mL 生理盐水混合,做面部穴位注射,对轻症有一定疗效。还可采取针灸、理疗、推拿等。对有癫痫、偏头痛、三叉神经痛、眼部炎症的患者应给予相应的治疗。

第四节 自发性多汗症

正常人在生理情况下排汗过多,可见于运动、处于高温环境、情绪激动及进食辛辣食物时。另一类排汗过多可为自发性,在炎热季节可加重,这种出汗多常呈对称性,且以头颈部、手掌、足底处为明显。

一、病因

多数自发性多汗症的病因不明。临床常见到下列情况。

(1)局限性及全身性多汗症:常发生于神经系统的某些器质性疾病,例如,丘脑、内囊、纹状体、脑干等处损害时,可见偏身多汗。某些偏头痛、脑炎后遗症亦可见之。此外,小脑、延髓、脊髓、神经节、神经干的损伤、炎症及交感神经系统的疾病,均可引起全身或局部多汗。头部一侧多汗,一般是因为炎症、肿瘤、动脉瘤等刺激一侧颈交感神经节。神经官能症患者因大脑皮质兴奋与抑制过程的平衡失调,亦可表现自主神经系统的不稳定性,而有全身或一侧性过多出汗。

(2)先天性多汗症:往往局限于腋部、手掌、足趾等处,皮肤经常处于湿冷状态,可能与遗传因素有关。该症见于一些遗传性综合征,如脱发-多汗-舌状角膜浑浊综合征(Spanlang-Tappeiner 综合征)、家族性自主神经功能障碍(Riley-Day综合征)。

(3)多种内科疾病有促使全身汗液分泌过多的情况,如结核病、伤寒、甲状腺功能亢进、糖尿病、肢端肥大症、肥胖症及铅的慢性中毒。

二、临床表现

多数病例表现为阵发性、局限性多汗,亦有泛发性、全身性多汗,或偏侧性及两侧对称性多汗。汗液分泌量不定,常在皮肤表面结成汗珠。气候炎热、剧烈运动或情感激动时排汗加剧。依多汗的形式可有以下几种。

(一)全身性多汗

全身性多汗表现周身易出汗,在外界或内在因素刺激时加剧。患者的皮肤因汗液多,容易发生汗疹及毛囊炎等并发症。全身性多汗见于甲状腺功能亢进、脑炎后遗症、下丘脑损害后等。

(二)局限性多汗

局限性多汗好发于头、颈、腋部及肢体的远端,尤以掌、跖部易发生,通常对称地发生于两侧,有的仅发生于一侧或身体的某一小片部位。有些患者的手部及足底经常流冷汗,尤其在情绪紧张时,汗珠不停地渗流。有些患者的手、足部皮肤除湿冷以外,又呈苍白色或青紫色,偶尔发生水疱及湿疹样皮炎。有些患者仅有过多的足汗,汗液分解放出臭味,有时起泡或脱屑、角化层增厚。腋部、阴部也容易多汗,可同时发生臭汗症。多汗患者的帽子及枕头,可以经常被汗水中的油脂所污染。截瘫患者在病变水平以上常有出汗过多,颈交感神经刺激产生局部头面部多汗。

(三)偏身多汗

偏身多汗表现为身体一侧多汗,除临床常遇到卒中后遗偏瘫患者有偏瘫侧肢体多汗外,常无明显的神经体征。自主神经系统检查可见多汗侧皮温偏低,皮肤划痕试验可呈阳性。

(四)耳颞综合征

一侧脸的颞部发红,伴局限性多汗症。患者进食酸的、辛辣的食物刺激味觉后,引起反射性出汗。某些患者伴流泪。这些刺激味觉所致的出汗情况同样见于颈交感神经丛、耳大神经和舌神经的支配范围。颈交感性味觉性出汗常见于胸出口部位病变手术后。上肢交感神经切除后数周或数年,约 1/3 患者发生味觉性出汗。

三、诊断

根据临床病史,症状及客观检查,诊断并不困难。

四、治疗

治疗以去除病因为主。有时根据患者情况,可以应用下列方法。

(一)局部用药

对局部性多汗,特别是以四肢远端或颈部多汗为主者,可用 3％～5％甲醛溶液局部擦拭,或用 0.5％醋酸铝溶液浸泡,1 次/天,每次 15～20 分钟。全身性多汗者可口服抗胆碱能药物,如阿托品、颠茄合剂、溴丙胺太林。对情绪紧张的患者,可给氯丙嗪、地西泮等。有人采用 5％～10％的硫酸锌等收敛剂局部外搽,亦有暂时效果。足部多汗患者,应该每天洗脚及换袜,必要时擦干皮肤后用 25％氯化铝溶液擦拭,疗效较好。

(二)物理疗法

可应用自来水做离子透入法,2～3 次/周,有效果后每月 1～2 次维持,可获得疗效。有人曾提出对严重的掌、跖多汗症患者,可试用深部 X 线照射局部皮肤,每次 1 Gy,1～2 次/周,总量为 8～10 Gy。

(三)手术疗法

对经过综合内科治疗而无效的局部性顽固性多汗症患者,可考虑交感神经切除术。术前应先做普鲁卡因交感神经节封闭,以测试疗效。封闭后未见效果者,一般不宜手术。

第五节　进行性脂肪营养不良

进行性脂肪营养不良是一种罕见的脂肪组织代谢障碍性疾病。主要临床表现为进行性的皮下脂肪组织消失或消瘦,起病于脸部,继而之影响颈、肩、臂及躯干。该病进展缓慢。多数患者于 5～10 岁起病,女性较为常见。

一、病因

病因尚不明,且无家族因素。一般认为该病是自主神经的节后交感神经障碍,可能与下丘脑的病变有关,因下丘脑对促性腺激素、促甲状腺激素及其他内分泌腺有调节作用,并与节后交感神经纤维及皮下脂肪细胞在解剖学联系上极为密切。起病前可有急性发热病史、内分泌缺陷,如甲状腺功能亢进症、垂体功能不足、间脑炎。而损伤、精神因素、月经及妊娠可为本病诱因。

二、临床表现

患者面部消瘦,面部表现为两侧颊部及颞颥部凹入,眼眶深陷,皮肤松弛,失去正常弹性,以后发展到颈、肩、臂、胸、腹部,常呈对称性。有些患者脂肪组织的进行性消失仅局限于面部,或半侧面部、半侧躯体。有时可合并局限的脂肪组织增生、肥大。臀部、髋部仍有丰富的脂肪沉着,表现特殊肥胖。但手、足部常不受影响。

可并发其他病变,如自主神经系统功能的异常,表现为血管性头痛、神经过敏、出汗异常、皮温异常、心动过速、腹痛、呕吐、精神及性格改变等。该病也可并发其他障碍,如糖尿病、高脂血症、肝脾肿大、肾脏病变。个别患者合并内分泌功能障碍,如生殖器发育不全、甲状腺功能异常、女性月经异常及多尿症。基础代谢大都正常。多数患者在 1～2 年病情进展较快,6 年后进展自行停止,保持原状不变,少数达 10 年而后静止。肌肉、骨质、毛发、乳腺及汗腺均正常。患者无肌力障碍,多数患者的体力不受影响。活组织检查显示皮下脂肪组织消失。也有部分患者的血脂低于正常值。

三、诊断

依据脂肪组织消失而肌肉、纤维、皮、骨质正常,即可诊断。

四、鉴别诊断

（一）面偏侧萎缩症

该病表现为一侧面部进行性萎缩，皮肤、皮下组织及骨质全部受累。

（二）局限型肌营养不良（面-肩-肱型）

面肌消瘦伴肌力软弱，而皮下脂肪仍有保留。

五、治疗

目前，对进行性脂肪营养不良尚无特殊治疗。若把纯胰岛素针剂直接注入萎缩区，有些患者的局部脂肪组织逐渐增长，恢复正常形态。有些患者在适当注意休息和营养，并做按摩和体疗后可重新获得失去的脂肪。可试用一般强壮剂、各种维生素。如病变比较局限或由于职业上的需要，可以进行局部脂肪埋植或注射填充剂等整形手术。

第六节　神经源性直立性低血压

神经源性直立性低血压是一组原因未明的外周交感神经或中枢神经系统变性病变，直立性晕厥为其最突出的表现。

一、诊断

直立性低血压是直立耐受不良的主要原因之一。临床表现主要由器官低血流灌注引起。脑血流灌注不足表现（头晕、眩晕、视物模糊、眼前发黑、无力、恶心、站立不稳、步态蹒跚、面色苍白、出冷汗、意识水平下降或丧失等）最为突出和常见，可合并肌肉灌注不足表现（枕、颈、肩、臂部疼痛或不适），心脏灌注不足表现（心绞痛），脊髓灌注不足表现（跛行或跌跤），肾脏灌注不足表现（少尿）等。虚弱、嗜睡和疲倦亦为其常见表现症状。神经源性直立性低血压通常在患者从平卧位改为站立位后 30～60 秒出现，部分患者可在站立后 15 秒内出现或延迟至 30 分钟后出现；一般持续短暂时间，然后消失，亦可迅速发展为晕厥；一般在晨间较为严重；体位突然改变、摄入过多食物、环境温度高、洗热水澡、用力排便或排尿、饮酒、服用扩血管药物等常可诱发或加重直立性低血压。

有关诊断直立性低血压的标准尚未完全统一,目前采用较多的直立性低血压的诊断标准如下:患者从平卧位改为站立位后,动脉收缩压下降 2.7 kPa(20 mmHg)以上,或舒张压下降 1.3 kPa(10 mmHg)以上,且伴有脑血流灌注不足的表现。

如果症状提示直立性低血压,但初步检查不能确诊,应在患者早晨离床站立时或进食后测量血压。一次测量直立时血压没有明显下降并不足以排除直立性低血压。

临床上对诊断直立性低血压最有帮助的检查是倾斜试验,患者平卧于电动试验床上,双足固定,待心血管功能稳定后,升高床头 45°～60°或使床直立,适时测量患者的心率和血压,可以比较准确地反映患者对体位改变的代偿功能。

直立耐受不良指站立时出现脑血流灌注不足或自主神经过度活动的表现(心悸、震颤、恶心、晕厥等),转为卧位后相应症状减轻或消失。血管迷走性晕厥、体位性心动过速综合征、直立性低血压等均以直立耐受不良为主要表现,因此诊断神经源性直立性低血压首先应与血管迷走性晕厥和体位性心动过速综合征等区别。与神经源性直立性低血压患者比较,体位性心动过速综合征患者的交感神经过度活动表现(震颤、焦虑、恶心、出汗、肢端血管收缩等)突出,卧位变直立位时心率明显增加,而血压下降不明显。

需把神经源性直立性低血压与继发性直立性低血压相区别。神经源性直立性低血压常见于中年男性,起病隐匿,早期患者症状较轻,直立相当长的时间后才出现症状,且较轻微;直立时不伴明显心率增加和血浆去甲肾上腺素的改变;随着病情发展,症状逐渐加重以致不能连续站立1～2小时;严重者于直立位时立即出现晕厥,需长期卧床。直立性低血压亦可继发于糖尿病性自主神经病变、血容量不足等。继发性直立性低血压患者除有相应原发疾病的表现外,头晕、晕厥等脑供血不足症状出现较急,伴有直立时心率明显加快,随着原发疾病的好转,脑供血不足等症状亦随着好转。一种或多种继发性直立性低血压的因素可同时存在于神经源性直立性低血压患者身上,使低血压症状加重。

二、病理生理

人体全身静脉有 70% 的血容量,心、肺有 15% 的血容量,全身动脉有 10% 的血容量,而毛细血管只有 5% 的血容量。因此,体内绝大部分血容量是在低压系统内,包括全身静脉、肺循环等。当人体从卧位变为直立位时,由于重力的效应及循环调节作用,500～700 mL(7～10 mL/kg)的血液快速转移至盆部和双下肢。血液的重新分布通常在 2～3 分钟完成。静脉回流减少导致心室充盈减少，可使心排血量下降约 20%，每搏输出量下降 20%～50%，导致动脉血压下降。

正常情况下，动脉血压的急剧改变会启动体内心血管系统的代偿机制，可分别刺激心肺的容量感受器及位于主动脉弓与颈动脉窦的压力感受器。冲动经迷走神经及舌咽神经传至延髓的血压调节中枢，经中枢整合后，提高交感神经的兴奋性并降低副交感神经的兴奋性，效应器部位的去甲肾上腺素及肾上腺素水平提高，引起静脉及小血管收缩，心率加快，心脏收缩力提高以及肾脏水钠潴留，同时激活肾上腺素-血管紧张素-醛固酮系统。当这些代偿机制健全时，一般直立后收缩压有轻度下降（0.7～1.3 kPa），而舒张压有轻微提高（0.4～0.7 kPa），心率加快，可达 5～20 次/分钟。下肢的骨骼肌与单向静脉瓣的共同作用阻止血液反流，驱使血液回流至心脏。下肢骨骼肌收缩可产生 12.0 kPa 的驱动力，在站立或运动时可以保证血液回流。

以上代偿机制的任何一个环节出现功能紊乱，都可以导致直立后血压明显下降。根据引起直立性低血压的不同病理生理机制，直立性低血压可分为以下类型：①慢性、进行性、不可逆的直立性低血压，通常是中枢或外周神经系统的进行性、退化性的病变引起的，这一类直立性低血压的病理主要是中枢性血管的进行性、不可逆的损害，或者是部分或全部交感神经受到损害，此型直立性低血压最常见的原因是自主神经功能紊乱或衰竭。②急性、一过性、可逆性的直立性低血压，通常有短暂的外源性因素作用，如低血容量、麻醉、外科手术、制动、药物影响。在直立性低血压患者中，此类患者占大多数。对于此类型直立性低血压患者，尽管交感神经系统未受损害，但有功能上的失调，如下肢静脉 α 肾上腺素能受体功能下降，而 β 肾上腺素能受体的功能正常，导致被动性血管扩张。

由交感神经节后神经元病变引起者，副交感神经系统相对完整，中枢神经系统亦不受影响，临床表现性为单纯自主神经功能衰竭（pure autonomic failure, FAF），其特点为直立时头昏、头晕、晕厥、视物模糊、全身无力、发音含糊及共济失调。患者采取卧位时血压正常，但站立时则收缩压及舒张压较快地下降 2.7～5.3 kPa（20～40 mmHg）。在昏厥发作时，除早期患者偶有心率代偿性加快外，一般发作时无心率的变化，也无苍白、出汗和恶心等先兆表现。可伴有无汗、勃起功能障碍、大小便障碍。血浆去甲肾上腺素水平在患者平卧时低于正常，站立时升高不明显。

由胸段脊髓侧角细胞变性引起者，病变常波及基底核、橄榄核、脑桥和小脑。其自主神经功能障碍表现与由交感神经节后神经元病变引起者无差别，但随时间推移,该病变患者常有帕金森综合征、小脑症状和锥体束征等出现,此时称为多系统萎缩(multiple system atrophy,MSA)。安静时,该病变患者的血浆去甲肾上腺素水平正常,但站立时不升高,对注射去甲肾上腺素的敏感性反应正常。

三、治疗

直立性低血压的治疗目的并非一定要使血压恢复正常,而是要减轻因血流灌注不足而出现的症状。因此,原则上只有在有症状时才有必要治疗。通过病因治疗,继发性直立性低血压患者多可自行恢复。原发性直立性低血压因无明确病因,以对症支持等综合治疗为主,而疾病的发展进程则由其存在的基础疾病来决定。通过教育让患者了解疾病及其治疗措施,对争取患者配合、达到治疗效果最大化有重要作用。

认识和去除可加重原发性直立性低血压症状的因素是首要步骤。引起继发性直立性低血压的原因均可合并存在于原发性直立性低血压,因此对明确诊断的原发性直立性低血压患者,应注意搜寻和去除这些可加重直立性低血压的因素。

物理治疗是直立性低血压的基础治疗,维持或恢复血容量、使用拟交感性药物促进血管收缩为一线治疗措施,使用血管升压素类似物、重组促红细胞生成素、咖啡因等为一线治疗措施的补充。α肾上腺素受体阻滞剂、β肾上腺素受体阻滞剂、生长抑素及其类似物、双羟苯丝氨酸、双氢麦角碱、多巴胺拮抗剂、乙酰胆碱酯酶抑制剂等对直立性低血压可能有效,临床研究结果尚未一致。

(一)物理治疗

物理治疗的目标是提高循环血容量和防止静脉淤血。提高患者对体位改变的耐受性。常见措施:①改善饮食习惯,应少食多餐。患者进餐后 2 小时以内避免进行过度活动,进餐后最好坐或躺一会儿,尤其是在早餐后(因更易诱发直立性低血压)。避免喝浓茶,戒酒。②加强肢体活动或锻炼。在床上进行双下肢锻炼,可防止下肢肌肉丧失适应性。当患者的双下肢垂于床边时,应间歇运动双下肢。③促进静脉回流。站立时,间歇踮脚尖或双下肢交替负重,通过肌肉收缩,可促进静脉回流。穿高至腰部的下肢弹力袜,以利于静脉回流,站立时使用,平卧后则取下。鼓励患者进行深而慢的呼吸运动,避免过度用力,因为过度用力可增加胸腔压力而影响静脉回流。④从卧位到坐位和立位时缓慢变换体位,减轻相应的症状。⑤夜间睡眠时,抬高上身(15°~30°)睡眠可激活肾素-血管紧张素-醛固酮系统,减少夜尿,保持血容量,并降低夜间高血压。⑥保持病室温度,不宜过高。避免直接日晒、洗热水澡、睡眠时用电热毯等。

独立按治疗计划训练和用生物反馈增强的行为训练,可以减少症状出现的次数和减轻症状。对病情严重者,可以在药物治疗的同时附加倾斜训练,这样通过有规律的训练直立体位性适应过程,可以完善和改善自主性反射。

(二)增加血容量

适度增加血容量有助于缓解症状,但有时可促发卧位高血压。除有充血性心力衰竭外,均不应限制钠盐的摄入,此类患者在低钠饮食时,体内保留钠的能力不足,若无禁忌,高盐饮食(每天 12～14 g)和增加饮水量(每天 2～5 L)有一定效果。

口服肾上腺皮质激素类药——α-氟氢可的松可增加水钠潴留,有一定治疗效果。开始每天 0.1～0.3 mg,口服,之后可根据血压调整剂量,每天的剂量可达 1.0 mg。有卧位高血压、心肾功能不全者慎用。

吲哚美辛每天 75～150 mg,分 3 次口服,可抑制肾上腺髓质前列腺素(PGA_2 和 PGE_2)合成,减少血液在外周血管的积聚。使用时注意保护胃黏膜。

(三)促血管收缩

米多君为 α 受体激动剂,每次口服 10 mg,每天 3 次,可增加站立时的收缩压,明显改善起立时头昏、头晕、晕厥等症状,是目前治疗直立性低血压效果最好的药物。不良反应有立毛反应、尿潴留和卧位时高血压等。

口服盐酸麻黄碱,每次 25 mg,每天 3～4 次;或服用苯异丙胺,每次 10～20 mg,每天 2～3 次,有一定效果。服用单胺氧化酶抑制剂(如异烟肼、呋喃唑酮)可促使交感神经末梢释放去甲肾上腺素,并抑制其重吸收,常使血压升高,病情严重者可同时应用酪胺治疗,但治疗期间,必须每天早、晚测量血压。L-DOPS 为去甲肾上腺素的前体,每次口服 100 mg,每天 3 次,可提高平均动脉压、舒张压及局部血流量,但有高热的患者禁用。

合并低血浆去甲肾上腺素的重症患者可口服肾上腺素,剂量从 15 mg、每天 3 次开始,逐渐增加剂量到 30～45 mg,每天 3 次。剂量大时常见不良反应有失眠、食欲降低、肢体震颤、快速心律失常等。

(四)其他治疗

对伴有贫血的患者,使用重组促红细胞生成素 50 U/kg,每周 3 次,连用 6～10 周,可明显改善起立时头昏、头晕、晕厥等症状和贫血。使用血管升压素类似物——去氨加胝素乙酸盐 5～40 μg,经鼻喷雾或口服 100～800 μg 可防止夜尿、体质量丧失和减轻夜间体位性血压下降。咖啡因可以通过阻滞血管扩张性腺苷受体减轻直立性低血压患者的餐后低血压,用量为每天100~250 mg,口服。

卧位高血压常伴随原发性直立性低血压,给治疗带来困难。大多数直立性低血压患者耐受连续的卧位高血压而无不良效应,高血压导致的器官损害亦不常见。用短效降压药物可以降低卧位高血压。

盐酸哌甲酯10~20 mg,早晨及中午各服 1 次,可提高大脑的兴奋性。复方左旋多巴可改善锥体外系症状,开始剂量为每次 125 mg,每天 2 次,逐渐增加到每次 250 mg,每天 3~4 次,随时根据患者的反应调整剂量。

第七节　血管迷走性晕厥

晕厥是指突然发作的短暂的意识丧失,同时伴有肌张力的降低或消失,持续几秒至几分钟自行恢复,其实质是脑血流量的暂时减少。晕厥可由心血管疾病、神经系统疾病及代谢性疾病等引起,但临床根据病史、体格检查、辅助检查,还有晕厥不能找到原因。血管迷走性晕厥是多发于青少年时期不明原因晕厥中最常见的,据统计,有 40% 以上的晕厥属于此类。

血管迷走性晕厥是指各种刺激通过迷走神经介导反射,导致内脏和肌肉小血管扩张及心动过缓,表现为动脉低血压伴有短暂的意识丧失,能自行恢复,而无神经定位体征的一种综合征。

一、发病机制

虽然 Lewis 提出血管迷走性晕厥这一诊断已近 70 年,但至今人们对其病因及发病机制尚未完全阐明。目前多数学者认为,其基本病理生理机制是由于自主神经系统的代偿性反射受到抑制,而不能对长时间的直立体位保持心血管的代偿反应。正常人直立时,由于重力的作用,血液聚集在肢体较低的部位,头部和胸部的血液减少,静脉回流减少,使心室充盈,位于心室内的压力感受器失去负荷,向脑干中枢传入冲动减少,反射性地引起交感神经兴奋性增加和副交感神经活动减弱。通常表现为心率加快,收缩压轻微降低和舒张压升高。而血管迷走性晕厥的患者对长时间的直立体位不能维持代偿性的心血管反应。有研究报道,血管迷走性晕厥患者的循环血液中儿茶酚胺的水平和心脏肾上腺素能神经的张力持续增加,导致心室相对排空的高收缩状态,进而过度刺激左心室下后壁的机械感受器,使向脑干发出的迷走冲动突然增加,诱发与正常人相反的反射性心动过缓和外周血管扩张,导致严重的低血压和心动过缓,引起脑灌注不足、脑低氧和晕厥。

另外,人们研究还发现,神经内分泌调节也参与了血管迷走性晕厥的发病机制,包括肾素-血管紧张素-醛固酮系统、儿茶酚胺、5-羟色胺、内啡肽以及一氧化氮等,但其确切机制还不清楚。

二、临床表现

血管迷走性晕厥多见于学龄期儿童,女孩多于男孩,通常表现为立位或从坐位起立时突然发生晕厥。起病前患者可有短暂的头晕、注意力不集中、面色苍白、视觉和听觉下降、恶心、呕吐、出大汗、站立不稳等先兆症状,严重者可有10~20秒的先兆。如能警觉此先兆而及时躺下,症状可缓解或消失。初时心跳常加快,血压尚可维持,以后心跳减慢,血压逐渐下降,收缩压较舒张压下降明显,故脉压缩小,当收缩压下降至 10.7 kPa(80 mmHg)时,可出现意识丧失数秒或数分钟,少数患者可伴有尿失禁,醒后可有乏力、头昏等不适,严重者醒后可有遗忘、精神恍惚、头痛等症状,持续 1~2 天症状消失。发作时查体可见血压下降、心跳缓慢、瞳孔扩大等体征。发作间期常无阳性体征。有研究发现,血管迷走性晕厥可诱发张力性阵挛样运动,可被误诊为癫痫。高温、通风不良、劳累及各种慢性疾病可诱发该病。

三、辅助检查

长期以来,明确神经介导的血管迷走性晕厥的诊断一直是间接、费时而且昂贵的,并且常常没有明确的结果。直立倾斜试验是近年来发展起来的一种新型检查方法,对血管迷走性晕厥的诊断起到决定性的作用。其阳性反应为试验中患者由卧位改为倾斜位后发生晕厥并伴血压明显下降或心率下降。

直立倾斜试验对血管迷走性晕厥的诊断机制尚未完全明确。正常人在直立位、倾斜位时,由于回心血量减少,心室充盈不足,有效搏出量减少,从动脉窦和主动脉弓压力感受器传入血管运动中枢的抑制性冲动减弱,交感神经张力升高,引起心率加快,使血压维持在正常水平。血管迷走性晕厥患者的此种自主神经代偿性反射受到抑制,不能维持正常的心率和血压,加上处于直立位、倾斜位时心室容量减少,交感神经张力增加,特别是在伴有异丙肾上腺素的正性肌力作用时,充盈不足的心室收缩明显增强,此时,刺激左心室后壁的感受器,激活迷走神经传入纤维,冲动传入中枢,引起缩血管中枢抑制,而舒血管中枢兴奋,导致心动过缓和/或血压降低,使脑血流量减少,引起晕厥。有人认为抑制性反射引起的心动过缓是由迷走神经介导的,而阻力血管扩张和容量血管收缩引起的低血压是交感神经受到抑制的结果。此外,Fish认为血管迷走性晕厥是激活Bezold-Jarisch反射所致。

直立倾斜试验的方法尚无一致标准,归纳起来有以下3种常用方法。

(一)基础倾斜试验

试验前3天停用一切影响自主神经功能的药物,试验前12小时禁食。患者仰卧5分钟,记录动脉血压、心率及心电图,然后站立于倾斜板床(倾斜角度为60°)上,直至出现阳性反应或完成45分钟试验。在试验过程中,从试验开始即刻及每5分钟测量血压、心率及Ⅱ导联心电图1次,若患者有不适症状,可随时监测。对于阳性反应患者立即终止试验,并置患者于仰卧位,直至阳性反应消失,并准备好急救药物。

(二)多阶段异丙肾上腺素倾斜试验

试验前的准备及监测指标与基础倾斜试验相同。试验分3个阶段进行,每阶段患者先平卧5分钟,进行药物注射(异丙肾上腺素),待药物作用稳定后,再倾斜到60°,持续10分钟或至出现阳性反应。上一阶段若为阴性,则依次递增异丙肾上腺素的浓度,其顺序为0.02～0.04 $\mu g/(kg \cdot min)$、0.05～0.06 $\mu g/(kg \cdot min)$及0.07～0.10 $\mu g/(kg \cdot min)$。

(三)单阶段异丙肾上腺素倾斜试验

实验方法与多阶段异丙肾上腺素倾斜试验相同,但仅从第三阶段开始。

直立倾斜试验阳性结果的判断标准如下。

患者在倾斜过程中出现晕厥或晕厥先兆(头晕并经常伴有以下一种或一种以上症状,包括视觉、听觉下降,恶心,呕吐,出大汗,站立不稳)的同时伴有以下情况之一:①舒张压<6.7 kPa(50 mmHg)和/或收缩压<10.7 kPa(80 mmHg)或平均压下降25%以上;②窦性心动过缓(4～6岁:心率<75次/分钟;6～8岁:心率<65次/分;8岁以上:心率<60次/分钟)或窦性停搏>3秒;③一过性Ⅱ度或Ⅱ度以上房室传导阻滞;④出现交界性心律。

四、诊断及鉴别诊断

对于反复晕厥发作的患者,经过详细地询问病史,了解发作时的症状与体征,再通过必要的辅助检查(如心电图、脑电图、生化检查和直立倾斜试验)不难诊断,但要与以下疾病进行区别。

(一)心源性晕厥

该病是由心脏疾病引起的心排血量突然降低或排血暂停,导致脑缺血所引起的。该病多见于严重的主动脉瓣或肺动脉瓣狭窄、心房黏液瘤、急性心肌梗死、严重的心律失常、Q-T间期延长综合征等疾病。通过仔细询问病史、体格检查、心电图改变等易于鉴别。

(二)过度换气综合征

过度焦虑和癔症发作可引起过度换气,导致二氧化碳减少,肾上腺素释放,呼吸性碱中毒,脑血管阻力增加,脑血流量减少。发作之初,患者有胸前区压迫感、气闷、头晕、四肢麻木、发冷、手足抽搐、神志模糊等。症状可持续 10~15 分钟,发作与体位无关,血压稍降,心率加快,不伴有面色苍白,亦不因躺下而缓解。当患者安静后发作即终止,并可因过度换气而诱发。

(三)低血糖症晕厥

该病常有饥饿史或使用降糖药的病史,主要表现为乏力、出汗、有饥饿感,进而出现晕厥和神志不清。晕厥发作缓慢,发作时血压和心率多无改变,可无意识障碍,化验结果显示血糖降低,静脉注射葡萄糖可迅速缓解症状。

(四)癫痫

对于表现为惊厥样晕厥发作的血管迷走性晕厥患者要注意与癫痫区别,通过做脑电图、直立倾斜试验的检查不难区别。

(五)直立调节障碍

该病患者表现为由卧位到直立位的瞬间或直立时间稍长可出现头晕、眼花、胸闷不适等症状,严重者可有恶心、呕吐,甚至晕倒,不需要治疗就能迅速清醒,恢复正常。可通过直立试验、直立倾斜试验等加以鉴别。

(六)癔症性晕厥

该病发作前有明显的精神因素。发作时患者神志清楚,有屏气或过度换气,四肢挣扎乱动,双目紧闭,面色潮红。脉搏、血压均正常,无病理性神经体征,发作持续数分钟至数小时,发作后情绪不稳,会晕倒,但缓慢进行,不会受伤。患者常有类似发作史,易于与血管迷走性晕厥区别。

五、治疗

血管迷走性晕厥的治疗有多种方法,要因人而异。

(1)一般治疗:医务人员要耐心、细致地告诉患者及其家属要正确认识该病的性质,并要求患者避免可能诱发血管迷走性晕厥的因素(如过热的环境和脱水),告诉患者在有发作先兆时要立即坐下或躺倒,对于只有一次或少数几次发病的患者可进行观察治疗。

(2)药物治疗:对于反复发作且发作前无任何先兆症状和症状严重的患者,可选用下列药物治疗。①β受体阻滞剂(如美托洛尔)已用于预防并被认为有效,因为其负性变力作用可阻缓突然的机械受体的激活,美托洛尔的剂量为1~4 mg/(kg·d),分2次口服;②丙吡胺因其具有负性变力作用和抗迷走作用而常常有效,剂量一般为3~6 mg/(kg·d),分4次口服;③氢溴酸东莨菪碱剂量为每次0.006 mg/kg,口服。

(3)对于心脏抑制型、混合型表现的患者,可考虑心脏起搏治疗。

第八节　家族性自主神经功能失调

家族性自主神经功能失调是以神经功能障碍,特别是自主神经功能失调为特征的一种先天性疾病,于1949年由Riley-Day等首先报道,因此又被称为Riley-Day综合征。它是主要发生于犹太人的一种少见的常染色体隐性遗传病。

一、病因和机制

该病的确切病因不明。该病系常染色体隐性遗传,具有家族性,其发病可能与儿茶酚胺代谢异常有关,由于多巴胺-β-羟化酶的活力降低,使多巴胺转变为去甲肾上腺素的过程发生障碍。研究指出,患者尿中的去甲肾上腺素、肾上腺素代谢产物香草酰扁桃酸(VMA)降低,高香草酸(HVA)大量增多,这可能是由于体内儿茶酚胺代谢异常,去甲肾上腺素及其衍生物形成有障碍。此外,副交感神经有去神经现象,患者表现无泪液,静脉内注射醋甲胆碱反应降低。病理变化主要表现为丘脑背内侧核、颈髓与胸髓侧灰质细胞、背根神经节及交感神经节的异常改变,脑干网状结构变性,蝶腭神经节、睫状神经节的神经细胞异常;此外,脊髓脊柱、脊根、脊丘束等有脱髓鞘改变,少数患者有脊髓交感神经节的色素变性。

二、临床表现

该病为一种少见的家族性疾病,男女均可罹患,出生后即有自主神经系统功能障碍。

(一)血压不稳定

情感刺激可诱发血压显著升高,易发生直立性低血压,血压经常突然变动。

(二)消化系统症状

患者出生后不会吸奶,年龄大些可有吞咽困难、食物反流、周期性呕吐、发作性腹痛。

(三)神经精神方面

患者说话晚,有构音障碍,情绪不稳,感情呆滞,运动性共济失调,反射消失,有时有神经病性关节病,脊柱后凸,有进行性半侧颜面萎缩症。

(四)泪液缺乏

患者反射性泪液减少,50%的患者有角膜溃疡,角膜知觉消失。

(五)呼吸道症状

3/4的患者有呼吸道反复感染和肺炎(可为大叶性或散在性),单侧或双侧,皆由咽部吸入感染所致。

(六)舌

患者缺乏味蕾和蕈状乳头,流涎。

(七)体温调节异常

患者常有原因不明发热、出汗。

(八)皮肤

患者的皮疹及皮色异常。

(九)躯体

患者发育缓慢,身材矮小,体质量较轻,常合并脊柱侧弯和足外翻。

(十)对交感及副交感药物反应异常

注射组胺后常无疼痛及皮肤潮红。患者对醋甲胆碱和去甲肾上腺素过度反应。醋甲胆碱滴于球结膜后可引起瞳孔缩小。

(十一)实验室检查

尿中 HVA 和香草扁桃酸比例升高,尿中 VMA 和 HMPG(3-甲氧基-4 羟基苯乙二醇)减少,尿中和脑脊液中 HVA 增加,血清中多巴胺-B-羟化酶活性降低。

三、诊断

根据上述植物性神经功能紊乱的症状及体征,结合实验室检查可诊断。脑电图、骨关节X线检查等可能有助于诊断。

四、鉴别诊断

(一)急性自主神经病

急性起病,临床表现为视力模糊,瞳孔对光及调节反射异常,出汗少,无泪液,直立性低血压,尿潴留等。多数病例在数月或数周后自行恢复。2.5％醋甲胆碱滴液常引起瞳孔缩小,而皮内注射组胺后反应正常。

(二)Sjögren 综合征

主要特征为泪液、唾液分泌明显减少,表现为干燥性角膜炎,口腔干燥,黏膜干裂,腮腺肿大,伴有类风湿性关节炎,皮肤干燥无汗,胃酸缺乏,肝、脾肿大等。

五、治疗

该病无有效的治疗方法。主要为对症处理和预防感染,可行缝睑术,但应注意麻醉有高度危险。

六、预后

总体预后较差。因肺炎、呕吐发作、脱水、癫痫、小儿尿毒症、肺水肿等,患者多在儿童期死亡。若早期诊断,及时预防并发症,不少患者可以生存至成年期。

第三章

外周神经疾病

第一节　脑神经疾病

一、面神经炎

面神经炎也称特发性面神经麻痹或 Bell 麻痹,是最常见面神经疾病,可能由茎乳孔内面神经非特异性炎症导致周围性面瘫。年发病率 23/10 万,男、女发病率相近,任何年龄均可发病,无明显季节性。

(一)病因及病理

面神经炎的病因未完全阐明。骨性面神经管仅能容纳面神经通过,面神经一旦发生缺血、水肿,必然导致面神经受压。诱发因素可为风寒,病毒感染(单纯疱疹病毒、水痘带状疱疹病毒、巨细胞病毒、EB 病毒、腮腺炎病毒与人类疱疹病毒 6 型)及自主神经功能不稳。局部神经营养血管痉挛导致神经缺血水肿,可为吉兰-巴雷综合征的体征之一。单侧的、临床的、免疫学的、血清学的和组织病理学的发现通常提示在膝状神经节内的单纯疱疹病毒(herpes simplex virus,HSV)再活化是面神经炎的主要病因。Murakami 等在 14 例面神经炎患者的神经减压术中,抽取面神经的神经内膜液,用聚合酶链反应(PCR)扩增病毒基因组序列,在 11 例患者面神经及膝状神经节中鉴定出 HSV-I 抗原,并在小鼠耳和舌上接种 HSV 产生面瘫。因此,有的学者建议,特发性面神经麻痹应称为单纯疱疹性面神经麻痹或疱疹性面神经麻痹。

有学者发现女性妊娠 7~9 个月时易发面神经炎,特别是产前、产后 2 周发病率可增加 3 倍,有些面神经麻痹女性患者每次妊娠都可复发,但许多学者未发现妊娠对该病的影响。也有学者认为,糖尿病和高血压患者可能较正常人群易感。

目前资料显示,面神经炎早期病理改变为神经水肿和脱髓鞘,严重者可出现轴索变性。

(二)临床表现

(1)该病通常急性起病,约半数病例面神经麻痹在 48 小时内达到严重程度,所有病例 5 天内达到高峰。部分患者麻痹前 1～2 天患侧耳后持续疼痛,有乳突部压痛,主要表现患侧面部表情肌瘫痪,额纹消失,不能皱额蹙眉,眼裂不能闭合或闭合不全,闭眼时眼球向上外方转动,显露白色巩膜,称为 Bell 征;鼻唇沟变浅,口角下垂,露齿时口角偏向健侧,口轮匝肌瘫痪,鼓气或吹口哨时漏气,颊肌瘫痪,食物滞留于患侧齿颊间;少数患者出现三叉神经的 1～2 个分支感觉减退。该病多为单侧性,双侧性多见于吉兰-巴雷综合征。

(2)鼓索以上面神经病变,出现同侧舌前 2/3 味觉丧失;镫骨肌支以上受损时出现同侧舌前 2/3 味觉丧失和听觉过敏;膝状神经节病变除周围性面瘫、舌前 2/3 味觉障碍和听觉过敏,可有患侧乳突部疼痛、耳郭和外耳道感觉减退、外耳道或鼓膜疱疹等,称亨特综合征。

(三)诊断及鉴别诊断

1.诊断

根据急性起病周围性面瘫,伴舌前 2/3 味觉障碍、听觉过敏、耳郭及外耳道感觉减退、患侧乳突部疼痛等诊断。

2.鉴别诊断

须注意区别面神经炎与下列疾病。①吉兰-巴雷综合征:多为双侧性周围性面瘫,伴四肢对称性弛缓性瘫、蛋白-细胞分离等;②耳源性面神经麻痹:常继发于中耳炎、迷路炎及乳突炎等,或由腮腺炎、颌面部肿瘤、下颌化脓性淋巴结炎等引起,常有明确的原发病史及症状;③莱姆病:常见单侧或双侧面神经麻痹,但可累及其他脑神经;④颅后窝肿瘤或脑膜炎:周围性面瘫多起病缓慢,有原发病史及其他脑神经受损表现;⑤核上性面瘫:核上性面瘫患者的额肌和眼轮匝肌不受累或受累较轻,可有情感性和自主性面部运动分离,常伴肢体瘫或失语。

(四)辅助检查

脑脊液检查单核细胞(MNC)可轻度增加。Gd-DTPA 增强 MRI 可显示面神经炎患者的面神经。肌电图检查可有效鉴别暂时神经传导障碍与病理阻断,如 10 天后出现去神经支配证据,可预测恢复过程时间较长(平均 3 个月)。神经恢复常需 2 年或更长时间,且常恢复不完全。

(五)治疗

治疗原则是改善局部血液循环,减轻面神经水肿,缓解神经受压,促进神经功能恢复。

(1)急性期尽早应用皮质类固醇,如地塞米松 10～20 mg/d,7～10 天为 1 个疗程;或泼尼松 1 mg/(kg·d),1 次服或分 2 次口服,连续 5 天,之后 7～10 天逐渐减量。

(2)亨特综合征患者可口服阿昔洛韦 5 mg/kg,每天 5～6 次,连服 7～10 天。

(3)B 族维生素可促进神经髓鞘恢复,维生素 B_1 100 mg、维生素 B_{12} 500 μg,肌内注射。

(4)巴氯芬可使肌张力减小,改善局部循环,从小剂量 5 mg 开始口服,每天 2～3 次,逐渐增量至 30～40 mg/d。个别患者不能耐受恶心、呕吐和嗜睡等不良反应。

(5)急性期在茎乳孔附近可行超短波透热疗法、红外线照射或局部热敷等,以改善局部循环,消除神经水肿。恢复期可用碘离子透入疗法、针刺或电针治疗等。

(6)患侧面肌稍能活动,应尽早开始功能训练和康复治疗患者可以对着镜子皱眉、闭眼、露齿、鼓腮和吹口哨等,每天数次,每次 10～15 分钟,辅以面肌按摩。

(7)手术疗法适于 2 年未恢复的面神经炎患者,可行面神经-副神经、面神经-舌下神经或面神经-膈神经吻合术,因尚难肯定疗效,故以上疗法只适宜严重病例。严重面瘫患者可做整容手术。

(8)患者不能闭眼、瞬目,使角膜长期暴露,易发生感染,可戴眼罩防护,用左氧氟沙星眼药水及重组牛碱性成纤维细胞生长因子(贝复舒)滴眼剂等预防感染和保护眼角膜。

(六)预后

约 80% 的该病患者可在 1～2 个月恢复,味觉常先于运动功能恢复,1 周内味觉恢复提示预后良好,表情肌运动功能恢复则预后很好。不完全性面瘫 1～2 个月可恢复或痊愈,年轻患者预后好。轻度面瘫无论治疗与否,痊愈率超过 92%。老年患者发病时伴乳突疼痛,合并糖尿病、高血压、动脉硬化、心绞痛或心肌梗死预后较差。水痘带状疱疹病毒感染再活化所致者或镫骨反射丧失的患者相对预后不良。病后 10 天面神经出现失神经电位通常需 3 个月恢复。完全性面瘫病后 1 周检查面神经传导速度可判定预后,患侧诱发动作电位 M 波幅为健侧的 30% 或以上,可以在 2 个月内恢复;如为 10%~30%,需 2~8 个月恢复,可出现并发症;如为 10% 或以下,需 6~12 个月恢复,可伴面肌痉挛等并发症。

二、三叉神经痛

三叉神经痛是原因不明的三叉神经分布区短暂反复发作性剧痛,又称特发性三叉神经痛,Cushing 称其为痛性抽搐。根据病因可分为特发性和继发性,继发性病因包括桥小脑角肿瘤、胆脂瘤、听神经瘤、脑膜瘤和动脉瘤、三叉神经节肿瘤、脊索瘤、颅底恶性肿瘤、血管畸形、蛛网膜炎和多发性硬化等。该病的年发病率为 4.3/10 万,女性高于男性(3:2),该病在成年及老年人中多见,40 岁以上患病占 70%~80%;特发性发病年龄为 52~58 岁,症状性发病年龄为 30~35 岁。

(一)病因及发病机制

该病的病因和发病机制尚不清楚,研究人员根据临床观察及动物实验认为有两种病因。

1.中枢性病因

Penfield 等认为,三叉神经痛是周围性痫性放电,为一种感觉性癫痫样发作,发放部位可能在三叉神经脊束核。也有人认为病因可能在脑干,轻微刺激面部触发点,刺激可在脑干内迅速"叠加",引起一次疼痛发作。该病突然发作,持续时间短,有触发点。抗癫痫药治疗有效。疼痛发作时在中脑可记录到局灶性痫性放电等特征,均支持中枢性病因理论。但尚不能解释许多临床现象,例如,大多数患者仅单侧疼痛,疼痛发作仅局限于一支或两支,范围长期不发展,脑干病变(如肿瘤)并不产生三叉神经痛,长期发作而无神经体征。

2.周围性病因

周围性病因是半月神经节到脑桥间后根部分病变。1920 年 Cushing 发现肿瘤压迫后根产生三叉神经痛,后来许多神经外科医师手术时发现各种压迫性病因,胆脂瘤、脑膜瘤、听神经瘤、血管畸形、患侧岩嵴较高、蛛网膜炎等均可促发三叉神经痛。Jennetta 提出,90% 以上的该病患者在三叉神经脑桥入口处有扭曲血管压迫三叉神经根,引起局部脱髓鞘。85% 的压迫血管为动脉,如小脑上动脉、小脑前下动脉,少数为静脉,也有动脉与静脉共同受压。Gardner 等推测脱髓鞘局部可能产生异位冲动,相邻纤维间产生"短路"或伪突触形成和传递,轻微触觉刺激通过"短路"传入中枢,中枢传出冲动亦通过"短路"传入,如此很快叠加导致三叉神经痛发作。近年来三叉神经血管减压术获得良好效果,使人们普遍接受周围性病因理论。Kerr 认为,中枢性与周围性因素并存,病变在周围部,发病机制在中枢部。

(二)病理

以往研究人员认为特发性三叉神经痛无特殊病理改变,近年来开展三叉神经感觉根切断术,活检发现神经节细胞消失、炎性细胞浸润、神经纤维脱髓鞘或髓鞘增厚、轴突变细或消失等,发现部分患者的颅后窝小异常血管团压迫三叉神经根或延髓外侧面,手术解除压迫可缓解或治愈。病理变化表现节细胞轴突有不规则球状茎块,常沿神经束分布,发生在相邻束上。受损髓鞘明显增厚,失去原有层次结构。外层神经鞘膜破裂,髓鞘自破裂口挤出,有的碎裂成椭圆形颗粒,甚至呈粉末状。轴突扭曲不规则,节段性断裂或完全消失,轴浆改变可见Ranvier 结附近集结大量线粒体。无髓鞘纤维也退行性病变,但神经鞘膜细胞外层保持正常,神经节细胞附近卫星细胞胞质内常有空泡出现。

(三)临床表现

1.一般表现

三叉神经痛在高龄患者中较为常见,女多于男,右多于左。

该病通常限于一或两支分布区。发作多为一侧性,仅少数(5%以下)为双侧性,先从一侧开始。疼痛多自上颌支或下颌支开始,以后可扩散为两支。眼支起病少见,两支同时发病时以第二、第三支常见,三支同时受累罕见。下颌支受累最多(约 60%),多由下颌犬齿部开始,向后上放射至耳深部或下颌关节处,少数可呈相反方向放射,局限于下颌支范围内;上颌支次之(约 30%),由鼻孔处开始,放射至眼眶内、外缘,有时扩散至眼支区产生眼部疼痛。

2.发作特点

(1)常无预兆,骤然发生,突然停止,每次发作数秒或 1～2 分钟,面颊、上颌、下颌及舌部最明显,口角、鼻翼、颊部和舌部为敏感区,轻触可诱发。

(2)患者常述剧烈电击样、针刺样、刀割样或撕裂样疼痛,发作时常以手掌或毛巾紧按患侧面部或用力擦面部减轻疼痛,极少数病例发作前或发作时伴咀嚼动作,严重者伴偏侧面肌痉挛。

(3)通常早期发作次数较少,间歇期较长,可数天一次,以后发作逐渐频繁,甚至数分钟发作 1 次,终日不止。

(4)病程可呈周期性,发作期可为数天、数周或数月;缓解期如常人,可达数年;少数有烧灼感,夜间发作较轻或停止,严重者昼夜发作,夜不成寐或睡后痛醒;病程愈长,通常发作愈频繁愈重,很少自愈;部分病例的发作周期似与气候有关,春、冬季易发病。

(5)可有扳机点或触发点,唇、鼻翼、口角、门齿、犬齿、齿根、颊和舌等部位特别敏感,稍触及即可诱发疼痛,刺激上唇外 1/3、鼻翼、上门齿和颊部等扳机点可诱发上颌支发作,饮冷水或热水、擤鼻涕、刷牙、洗脸和剃须可诱发,严重影响患者的生活,患者常不敢进食、大声说话或洗脸;咀嚼、打呵欠、讲话、冷水或热水刺激下犬齿可诱发下颌支发作;可合并舌咽神经痛,发作时间为数秒或 1～2 分钟。

(6)有时伴面部发红、皮温升高、结膜充血、流泪、唾液分泌增多、鼻黏膜充血及流涕等。

3.神经系统检查

一般无阳性体征,患者因恐惧疼痛发作而不敢洗脸、剃须、刷牙和进食,表现面部、口腔卫生很差,全身营养不良,面色憔悴,精神抑郁及情绪低落等。慢性患者可发生面部营养障碍,如局部皮肤粗糙、眉毛脱落、角膜水肿混浊、麻痹性角膜炎、虹膜脱出、白内障、咬肌萎缩等。局部触痛觉轻度减退。封闭治疗者面部感觉可减退。

4.前三叉神经痛

前三叉神经痛偶发,最终发展为三叉神经痛的患者可能有牙痛或鼻窦炎的前驱性疼痛,持续数小时。疼痛可被下颌运动、饮冷或热饮料所诱发,然后在数天甚至数年后在同一区域发生典型的三叉神经痛。

(四)诊断及鉴别诊断

1.诊断

典型特发性三叉神经痛诊断根据疼痛发作部位、性质、面部扳机点及神经系统无阳性体征等,多数病例以卡马西平或苯妥英钠治疗有效,有助于确诊。

2.鉴别诊断

须注意区别该病与以下疾病。

(1)继发性三叉神经痛:发作特点与特发性三叉神经痛相似,发病年龄较小,表现三叉神经麻痹,如面部感觉减退、角膜反射迟钝,伴持续性疼痛;常合并其他脑神经麻痹,可由多发性硬化、延髓空洞症、原发性或转移性颅底肿瘤所致。

(2)牙痛:牙痛一般呈持续钝痛,局限于牙龈部,进食冷、热食物时加剧。X 线检查可发现龋齿等牙病、埋伏牙及肿瘤等,有的患者拔牙后仍然疼痛才确诊。

(3)舌咽神经痛:较少见,常见于年轻妇女,性质与三叉神经痛相似,每次持续数秒至1分钟,吞咽、讲话、打呵欠和咳嗽常可诱发。咽喉、舌根和扁桃体窝有触发点,用4%可卡因、1%丁卡因喷涂,如能止痛可确诊。

(4)蝶腭神经痛:较少见,疼痛呈剧烈烧灼样、刀割样或钻样,疼痛处位于鼻根后方、颧部、上颌、上腭及牙龈部,常累及同侧眼眶,疼痛向额、颞、枕和耳部等处放射,可伴患侧鼻黏膜充血、鼻塞、流泪。每天发作数次至数十次,每次持续数分钟至数小时,无扳机点。蝶腭神经节封闭有效。

(5)三叉神经炎:可因流感、上颌窦炎、额窦炎、下颌骨髓炎、伤寒、疟疾、糖尿病、痛风、酒精中毒、铅中毒、食物中毒等引起,疼痛呈持续性,压迫时可加剧。三叉神经区可有感觉减退或过敏,可伴运动支功能障碍。

(6)鼻窦炎:局部持续钝痛,可有发热、流脓涕、白细胞计数升高和局部压痛等炎症表现。鼻腔检查及X线摄片可确诊。

(7)非典型性面痛:见于抑郁症、疑病及人格障碍患者,疼痛部位模糊不定,深在、弥散和不易定位,常为双侧痛,无触痛点。情绪是唯一加重疼痛的因素。

(8)颞下颌关节病:咀嚼时疼痛,颞下颌关节局部压痛明显。

(五)治疗

特发性三叉神经痛首选药物治疗,无效或失效时考虑其他疗法。继发性三叉神经痛应针对病因治疗。

1.药物治疗

(1)卡马西平:为首选药物,作用于网状结构-丘脑系统,抑制三叉神经脊束核-丘脑系统病理性多神经元反射,有效率为70%~80%。首次剂量0.1 g,每天2次,每天增加0.1 g,至疼痛停止,最大剂量为1.2 g/d;减轻后可试验逐渐减量,用最小有效维持量,通常为0.6~0.8 g/d。妊娠妇女忌用。不良反应有头晕、嗜睡、口干、恶心、消化不良及步态不稳等,多可消失,偶有皮疹、血白细胞计数一过性减少,停药后可恢复。出现共济失调、复视、再生障碍性贫血、肝功能损害、心绞痛及精神症状等,须立即停药。用此药无效者将此药与苯妥英钠合用可能有效。

(2)苯妥英钠:显著抑制突触传导,可提高痛阈。每次口服0.1 g,每天3次,无效时可每天加量0.05 g,数天后加至0.6 g/d,疗效达54%~70%。疗效不显著时可辅用氯普芬、苯巴比妥、氯氮䓬等。

(3)氯硝西泮:以上两种药无效时可试用氯硝西泮,6~8 mg/d,口服,40%~50%的患者可完全控制发作,25%患者的症状明显缓解。不良反应为嗜睡、步态不稳,老年患者偶见短暂精神错乱,停药后可消失。

(4)七叶莲:每次口服 0.4 g,每天 3 次;或肌内注射 2 mL,每天 1~2 次。可先用针剂,疼痛减轻后改口服。无严重不良反应,少数患者口干、腹部不适、食欲减退、轻微头昏等,停药可恢复。与苯妥英钠、卡马西平合用可提高疗效。

(5)巴氯芬:可试用,有效率约 70%,其余 30%不能耐受不良反应。自每次 5 mg 开始,每天 2 次,用量达 20~30 mg/d。不良反应有恶心、呕吐和嗜睡等。

(6)大剂量维生素 B_{12}:1 000 μg,肌内注射,每周 2~3 次,4~8 周为 1 个疗程,部分患者的症状可缓解,机制不清。无不良反应,偶有一过性头晕、全身瘙痒及复视等。患者复发时可给予其以前的疗效剂量。可试用三叉神经分支注射,注射前先行普鲁卡因局部麻醉,于眼支注射眶上神经,于上颌支注射眶下神经,于下颌支注射下颌神经,剂量为 250 g。

(7)匹莫齐特:文献报道,48 例药物治疗无效的难治性三叉神经痛患者,用匹莫齐特治疗有效。通常第 1~4 天剂量为 4 mg/d,第 5~9 天剂量为 6 mg/d,第 10~14 天剂量为 8 mg/d,第 14 天后剂量为 12 mg/d,均分 2 次口服。不良反应包括手颤、记忆力减退、睡眠中出现肢体不随意抖动等,多发生于治疗后 4~6 周。

2.无水乙醇或甘油封闭疗法

适于服药无效者,在神经分支或半月神经节注药阻断传导,无水乙醇注射疗效较短,甘油注射疗效较长。甘油是高黏度神经化学破坏剂,注射后逐渐破坏感觉神经细胞,数小时至数天方能止痛。不良反应为注射区感觉缺失。可采取以下方式。①周围支封闭:在眶下、眶上、上颌、下颌神经分支处局部麻醉,注入无水乙醇 0.3~0.5 mL,疗效期短(一般为 1~6 个月),除眶上神经封闭现已少用;②半月神经节封闭:注射药物破坏节内感觉神经细胞,疗效较持久,但注射技术较难,CT 监视下注射可提高成功率。

3.经皮半月神经节射频电凝疗法

在 X 线监视或 CT 导向将射频电极针经皮插入半月神经节,通电加热至 65~75 ℃,维持 1 分钟,选择性破坏半月节后无髓鞘痛觉、温度觉传导 A" 和 C 细纤维,保留有髓鞘触觉传导 Aα、β 粗纤维,疗效超过 90%;适于年老患者及有系统疾病不能耐受手术患者;约 20%的患者出现并发症,如面部感觉异常、角膜炎、咬肌无力、复视、带状疱疹等;长期随访复发率为 21%~28%,重复应用有效。

4.手术治疗

手术治疗方法如下。①周围支切除术:疗效较短,仅限对第 1 支疼痛者有效,术后该病可因神经再生复发;②三叉神经感觉根部分切断术:为首选治疗方法。手术途径包括经颞、经枕下入路,经颞入路适于第 2、3 支疼痛,危险性小,死亡率为 0.77%～2.3%,术后反应较小,缺点是不能保留面部感觉,可产生周围性面瘫或损伤运动根,使咀嚼无力,复发率约为 7.5%;经枕下入路适于各种三叉神经痛(包括三支疼痛)病例,优点是可发现血管异常、移位等,保留运动支及面部、角膜和舌部的部分触觉;缺点是风险较大,可有面神经、听神经及小脑损伤并发症,可见角膜炎,死亡率达 3.4%;③三叉神经脊束切断术:经颅后窝入路在延髓闩部平面离中线 8～10 mm 处切断三叉神经脊束,适于伴第 1 支疼痛或双侧三叉神经痛,一侧眼已失明,术后期望保留健侧角膜反射的患者,可防止角膜炎和失明,并发症为咽喉麻痹、上肢共济失调、呃逆等,为暂时性的,死亡率为 2.4%,由于复发率可高达约 30%,目前较少采用;④三叉神经显微血管减压术:Janneta 提出,三叉神经感觉根在脑桥入处受异常走行血管压迫常是引起神经痛的病因,手术解压可以止痛,不产生感觉或运动障碍,术前面部感觉异常、麻木等亦可消失。三叉神经显微血管减压术是目前广泛应用的安全、有效的手术方法。将神经与血管分开,在两者间垫入不吸收的海绵片、涤纶片,或用涤纶、筋膜条吊开血管,解除血管对神经的压迫,近期疗效达 80%～95%,疼痛显著减轻达 4%～15%,可辅以药物治疗,长期随访复发率<5%;可合并听力减退,面部痛觉减退,气栓,带状疱疹,滑车神经、展神经及面神经暂时麻痹等。

三、面肌痉挛

(一)定义

面肌痉挛又称面肌抽搐,以一侧面肌阵发性、不自主抽动为表现。

(二)病因

病因未明,可能面神经通路的某个部位受到压迫而发生水肿、脱髓鞘等改变,病变处纤维"短路"形成异常兴奋,产生异常神经冲动而导致面肌痉挛。部分患者的面神经近脑干部分受邻近血管的压迫,以小脑后下动脉和小脑前下动脉最多见。该病还可因为邻近面神经的肿瘤、颅内感染、血管瘤等累及面神经而引起。少数病例是面神经炎的后遗症。

(三)临床表现

在中年以后发病,女性患者多于男性患者。痉挛多是先从一侧眼轮匝肌的阵发性抽搐开始,逐渐向口角、整个面肌扩展,重者眼轮匝肌抽动,使睁眼困难。

每次抽动数秒至数分钟。随病程延长,抽搐持续的时间逐渐延长,间歇期缩短。说话、进食、精神紧张、情绪激动可诱发症状加剧,入睡后抽搐停止。不经治疗很少自发缓解。神经系统检查,原发性者无阳性体征。但继发于肿瘤、炎症、血管瘤的多伴有其他神经症状和体征。

(四)辅助检查

肌电图于受累侧面肌可记录到同步阵发性高频率发放的动作电位。伴有其他神经系统受累表现者应做头部 X 线摄片、CT 或 MRI 检查,以明确病因。与局部性癫痫发作区别困难时应做脑电图检查。

(五)诊断与鉴别诊断

以单侧发作性面部表情的同步性痉挛为特点,神经系统检查无其他阳性体征,可诊断。但应排除以下疾病。

1.习惯性眼睑痉挛

其为习惯性面肌抽动的一种表现形式,多见于儿童及青壮年,为短暂的眼睑或面部肌肉收缩,常为双侧,可由意志暂时控制。其发病与精神因素有关。脑电图、肌电图均正常,抽动时肌电图的波形与正常的肌肉主动收缩的波形一致。

2.局限性运动性癫痫

面肌抽搐幅度较大,多同时伴有颈部肌肉、上肢或偏身的抽搐。脑电图可有癫痫波发放,CT 或 MRI 检查可有阳性发现。

3.癔症性眼睑痉挛

该病常见于女性患者,多局限于双侧眼睑肌,下部面肌不受累。可伴有其他癔症症状,其发生、消失与暗示有关。

4.颅内肿瘤、炎症、血管瘤

伴有同侧面部感觉障碍、听力障碍、偏身或四肢肌力减小、锥体束征阳性等体征时,应考虑由颅内肿瘤、炎症、血管瘤所致。

(六)治疗

1.病因治疗

对病因明确者应针对病因积极治疗。

2.药物治疗

(1)可用抗癫痫药、镇静药,如卡马西平 0.1 g,每天 2 次,逐渐增量至 0.2 g,每天 3 次;苯妥英 0.1 g,每天 3 次;地西泮 2.5 mg,每天 3 次。也可口服巴氯芬和加巴喷丁。

（2）A 型肉毒毒素（botulinum toxin type A，BTX）的作用机制是选择性作用于外周胆碱能神经末梢的突触前膜，抑制乙酰胆碱囊泡的量子性释放，使肌肉收缩力减弱，缓解肌肉痉挛，注射部位常为眼轮匝肌、颊肌、颧大小肌和颏肌。多数报道有效率在 90% 以上，并发症主要是面瘫和暴露性角膜炎，效果可维持 3～6 个月，可重复注射。

3.理疗

可选用直流电钙离子透入疗法、红外线疗法、平流电刺激等。

4.面神经干阻滞

以 50% 乙醇封闭面神经分支或茎乳孔内面神经主干。也有报道用地西泮在上述部位进行面神经封闭者。接受这种治疗后，患者均有不同程度的面瘫，需要 3～5 个月才恢复。

5.显微神经血管减压术

自乳突后开颅，在手术显微镜下将血管与神经分开并垫入涤纶片、吸收性明胶海绵或筋膜等，多能收到较好的疗效。少数患者可并发面瘫、听力下降及眩晕等。

四、多发性脑神经损害

多发性脑神经损害是指一侧或双侧多个脑神经同时受病变累及，出现功能障碍或结构破坏。单侧受累者的常见病因多为颅底特定部位的炎症，外伤，占位性病变（如肿瘤、血管畸形、动脉瘤）。双侧受累者可见于吉兰-巴雷综合征、肉毒中毒及重症肌无力等。颅底不同的病变部位可导致临床上形成特定的综合征。

（一）眶上裂综合征

眶上裂综合征主要损害第Ⅲ、Ⅳ、Ⅵ、Ⅴ对脑神经，临床表现包括：①第Ⅲ、Ⅳ、Ⅵ对脑神经麻痹引起全部眼肌麻痹，表现出上睑下垂，眼球固定于正中位，瞳孔散大，对光反射消失，伴调节反应丧失；②三叉神经眼支损害，眼裂以上面部皮肤感觉障碍，角膜反射迟钝或消失；③眼的交感神经与三叉神经眼支一同经眶上裂进入眶内，故表现为霍纳综合征。常见病因有眶上裂骨折、骨膜炎、鼻窦炎蔓延、蝶骨嵴脑膜瘤、垂体瘤、动脉瘤等。

（二）眶尖综合征

眶尖部病变损害第Ⅱ、Ⅲ、Ⅳ、Ⅵ、Ⅴ对脑神经，临床表现包括：①视神经损害可表现中心暗点与周边视野缺损；②急性或进行性全部眼肌麻痹；③三叉神经眼支受刺激而在其支配区出现自发疼痛伴痛觉减退,角膜反射减弱或丧失。简言之,眶上裂综合征的表现加上视力障碍即构成眶尖综合征。常见病因主要包括眶尖部位的外伤、炎症、肿瘤和血管病。

(三)海绵窦综合征

海绵窦综合征主要损害第Ⅲ、Ⅳ、Ⅵ、Ⅴ对脑神经,临床表现包括:①动眼神经、滑车神经、展神经麻痹而致眼球固定,眼睑下垂,瞳孔散大,光反射和调节反射消失;②三叉神经眼支受累而有同侧眼及额部疼痛、麻木,角膜反射减弱或消失;③眼部静脉回流障碍导致眼睑、结膜水肿及眼球突出。海绵窦综合征的病因多为继发于蝶窦或面部感染后的感染性海绵窦血栓形成,外伤性海绵窦动静脉瘘,邻近部位的肿瘤,如鼻咽癌、垂体瘤或颅咽管瘤。

(四)岩尖综合征

岩尖综合征主要损害第Ⅵ、Ⅴ对脑神经,临床表现:①病侧展神经麻痹,出现眼球内斜及复视;②三叉神经受损而出现三叉神经痛,部位常在眼球后部、额部及面颊中部,可有上述区域的感觉减退;③常有乳突炎、中耳炎病史,也可见于岩尖部肿瘤或外伤。

(五)脑桥小脑角综合征

临床表现以第Ⅴ、Ⅶ、Ⅷ对脑神经损害的症状、体征为主,有耳鸣、耳聋、眼震、眩晕与平衡障碍,有面部感觉障碍,角膜反射减弱或消失,出现周围性面瘫。病变范围更大时可累及脑干、小脑及舌咽神经、迷走神经、副神经及舌下神经。脑桥小脑角综合征的病因以听神经瘤最常见,也包括局部炎症、肿瘤及其他占位病变、动脉瘤与血管畸形等。

(六)后组脑神经的联合损害

后组脑神经即第Ⅸ、Ⅹ、Ⅺ、和Ⅻ对脑神经,无论在颅内还是颅外,部位邻近,易于合并损害。颈静脉孔有颈静脉、舌咽神经、迷走神经、副神经也由此通过。后颅窝底部颈静脉孔附近病变导致颈静脉孔综合征,出现同侧声带麻痹而声音嘶哑,咽部肌肉麻痹而咽下困难,同侧咽反射消失,向对侧转颈无力,同侧耸肩不能。如果病变进一步扩展,侵及舌下神经,则出现病侧舌肌瘫痪,伸舌偏向患侧及舌肌萎缩,为枕髁-颈静脉孔综合征(Collet-Sicard 综合征)。病因以局部肿瘤、炎症居多。

第二节　脊神经疾病

脊神经疾病是指各种原因引起的脊神经支配区的疾病。主要临床表现是按照受损神经支配区分布的运动、感觉和自主神经功能障碍。根据病因分为外伤、卡压、感染、中毒、营养障碍、遗传等;根据损伤范围分为单神经病、多发性神经病等。

一、单神经病

(一)定义

单神经病是单一神经受损产生与该神经分布一致的运动、感觉功能缺失症状和体征。

(二)病因和发病机制

单神经病可由局部性原因或全身性原因引起。局部性原因主要有急性创伤、缺血、机械性卡压、高温、电击和射线损伤等。全身性原因可为代谢性疾病和中毒,在这种情况下,神经对局部压迫更为敏感,受压后更易出现神经损害。

周围神经卡压综合征是指周围神经经过某些解剖上的特定部位受到卡压,如经过肌肉的腱性起点、穿过肌肉、绕过骨性隆起、经过骨纤维鞘管及异常纤维束带处,因这些部位较硬韧,神经在这些部位反复摩擦造成局部水肿等炎症反应,引起血液循环障碍,发生髓鞘脱失,造成不同程度的感觉及运动功能障碍。

(三)临床表现及治疗

1.正中神经麻痹

正中神经由来自 $C_5 \sim T_1$ 的纤维组成,沿肱二头肌内侧沟伴肱动脉下降至前臂之后分支,支配旋前圆肌、桡侧腕屈肌、各指屈肌、掌长肌、拇对掌肌及拇短展肌。

正中神经的常见损伤原因是肘前区静脉注射时,药物外渗引起软组织损伤。正中神经受损部位不同,表现不同:①正中神经受损部位在上臂时,前臂不能旋前,桡侧对应的 3 个手指屈曲功能丧失,握拳无力,拇指不能对掌、外展。鱼际肌出现萎缩后手掌平坦,拇指紧靠示指而状如猿手。掌心、鱼际、桡侧 3 个半手指掌面和示指、中指末节背面的皮肤感觉减退或丧失。由于正中神经富含自主神经纤维,损害后常出现灼性神经痛。②当损伤位于前臂中下部时,运动障碍仅有拇指的外展、屈曲与对指功能丧失。③腕管综合征是临床上最常见的正中神经损害。正中神经在腕部经由腕骨与腕横韧带围成的骨纤维通道——腕管,到达手部。手和腕长期过度使用引起腕横韧带及肌腱慢性损伤性炎症,使管腔狭窄,导致正中神经受压,产生桡侧手掌及桡侧 3 个半指的疼痛、麻木、感觉减退、手指运动无力、鱼际肌麻痹和萎缩。腕管掌侧卡压点有压痛及放射痛,疼痛可放射到前臂甚至肩部。甩手后疼痛减轻或消失是其特点,有鉴别诊断的价值。治疗轻症,用局部夹板固定制动,服用非甾体抗炎药,配合腕管内注射泼尼松龙;严重者需手术离断腕横韧带以解除正中神经受压。

2.尺神经麻痹

尺神经由 $C_7 \sim T_1$ 的纤维组成,初在肱动脉内侧下行,继而向后下进入尺神经沟,再沿前臂掌面尺侧下行,主要支配尺侧腕屈肌、指深屈肌尺侧半、小鱼际肌、拇收肌与骨间肌,还支配手掌面 1 个半指,背面 2 个半指的皮肤感觉。

尺神经损伤可由腕部外伤、肘部外伤、尺骨鹰嘴部骨折、肘部受压等所致。尺神经损伤的主要表现如下。①运动障碍,手部小肌肉的运动丧失,精细动作困难;屈腕能力减弱并向桡侧偏斜;拇指不能内收,其余各指不能内收和外展;多数手肌萎缩,小鱼际平坦,骨间肌萎缩,骨间隙加深;拇指以外和各掌指关节过伸,环指、小指的指间关节弯曲,形成"爪形手";②感觉障碍:小指的感觉减退或丧失明显。

尺神经在肘管内受压的临床表现称为肘管综合征。肘管是由肱骨内上髁、尺骨鹰嘴和肘内侧韧带构成的纤维-骨性管道,其管腔狭窄,屈肘时内容积更小,加之位置表浅,尺神经易于此处受到嵌压。主要表现为小指及环指尺侧感觉障碍、小肌肉萎缩、肘关节活动受限、肘部尺神经增粗以及肘内侧压痛等。

腕部尺管内有尺神经、尺动脉、尺静脉通过,尺神经在其内受压引起尺管综合征。病因以腱鞘囊肿最多见。该病常见于需要长期用手根部尺侧重压或叩击工具的职业人员和长时间手持鼠标操作者。尺神经浅支受累可引起尺神经支配区感觉障碍;深支卡压可致手的内侧肌萎缩、无力,手深部胀痛和灼痛,夜间痛显著,拇指内收及其他四指收展无力,环指、小指可表现为爪形畸形,夹纸试验呈阳性。以上症状极易与肘部尺管综合征相混淆,可检查小指掌背侧的感觉,如小指背侧的感觉正常,可以排除肘部尺神经压迫,因为手背皮支是在尺神经进入腕部尺管之前分出的。治疗主要包括关节制动、应用非甾体抗炎药及手术减压。

3.桡神经麻痹

桡神经源自 $C_5 \sim C_8$ 神经根,行于腋动脉后方,继而与肱深动脉伴行,入桡神经沟,转向外下至肱骨外上髁上方,于肱桡肌与肱肌间分为浅、深两终支而分布于前臂及手背。桡神经所支配各肌的主要功能是伸肘、伸腕及伸指。由于桡神经的位置表浅,它是臂丛神经中最易受损的神经。

桡神经损伤的常见病因是骨折、外伤、炎症、睡眠时以手代枕、手术中上肢长时间外展和受压、上肢被缚过紧等。近年来,醉酒深睡导致的桡神经受压损伤发病率有所增加。桡神经损伤的典型表现是腕下垂,但受损伤部位不同,症状亦有差异:①高位损伤时上肢所有伸肌瘫痪,肘关节、腕关节和掌指关节均不能伸直;上肢伸直的情况下前臂不能旋后,手呈旋前位,垂腕至腕关节不能固定,因而握力减弱;②在上臂的下 1/3 损伤时,伸肘功能保留;③在前臂上部损伤时伸肘、伸腕功能保留;④前臂的下 1/3 损伤时,仅出现伸指功能丧失而无垂腕;⑤腕关节部损伤时仅出现感觉障碍。桡神经损伤的感觉障碍一般轻微,多仅限于手的虎口区,其他部位因邻近神经的重叠支配而无明显症状。

4.腓总神经麻痹

腓总神经源自 $L_4 \sim S_3$ 神经根,在大腿下 1/3 从坐骨神经分出,是坐骨神经的两个主要分支之一。其下行至腓骨头处,转向前方,分出腓肠外侧皮神经(支配小腿外侧面感觉),在腓骨颈前分为腓深神经和腓浅神经,前者支配胫骨前肌、拇长伸肌、拇短伸肌和趾短伸肌,后者支配腓骨长肌和腓骨短肌及足 2～5 趾的背面皮肤。在腓骨颈外侧,腓总神经位置表浅,又贴近骨面,因而最易受损。

腓总神经麻痹的最常见原因为压迫,腓总神经麻痹可因腓骨头或腓骨颈部外伤、骨折等引起;糖尿病、感染、酒精中毒和铅中毒也是致病的原因。临床表现包括足与足趾不能背屈,足下垂并稍内翻,行走时为使下垂的足尖抬离地面而用力抬高患肢,并以足尖先着地,呈跨阈步态。不能用足跟站立和行走,感觉障碍在小腿前外侧和足背。

5.胫神经麻痹

胫神经由 $L_4 \sim S_3$ 神经根组成。在腘窝上角自坐骨神经分出,在小腿后方下行达内踝后方,在屈肌支持带深面踝管内,分为足底内、外侧两终末支,支配腓肠肌、比目鱼肌、腘窝、跖肌、趾长屈肌和拇长屈肌以及足底的所有短肌。其感觉分支分布于小腿下 1/3 后侧与足底皮肤。

胫神经麻痹多为药物、酒精中毒,糖尿病等引起,也见于局部囊肿压迫及小腿损伤。主要表现是足与足趾不能屈曲,不能用足尖站立和行走,感觉障碍主要在足底。胫神经及其终末支在踝管处受压可引起特征性表现——足与踝部疼痛及足底部感觉减退,称为踝管综合征。其病因包括穿鞋不当、石膏固定过紧、局部损伤后继发创伤性纤维化以及腱鞘囊肿等。

6.臂丛神经痛

臂丛由 C_5 ～ T_1 脊神经的前支组成,包含运动、感觉和自主神经纤维,主要支配上肢的运动和感觉。臂丛神经痛是由多种病因引起的臂丛支配区的以疼痛、肌无力和肌萎缩为主要表现的综合征。常见的病因是臂丛神经炎、神经根型颈椎病、颈椎间盘突出、颈椎及椎管内肿瘤、胸廓出口综合征、肺尖部肿瘤以及臂丛神经外伤。

(1)臂丛神经炎:也称为原发性臂丛神经病或神经痛性肌萎缩,多见于成人,男性多于女性。约半数患者有前驱感染史(如上呼吸道感染、流感样症状),一些患者接受过免疫治疗或接受过外科手术。因而多数学者认为该病是一种变态反应性疾病。该病的少数患者有家族史。

起病呈急性或亚急性,主要是肩胛部和上肢剧烈疼痛,常持续数小时至2周,肩与上肢的活动可明显加重疼痛,而后逐渐减轻,但肌肉无力逐渐加重,在2～3周达高峰。肌无力多限于肩胛带区和上臂近端,臂丛完全损害者少见。数周后肌肉有不同程度的萎缩,有皮肤感觉障碍。部分患者双侧臂丛受累。急性期治疗可用糖皮质激素,如口服泼尼松 20～40 mg/d,连用 1～2 周,也可以静脉滴注地塞米松 5～10 mg/d,待病情好转后逐渐减量。可口服非甾体类解热止痛剂,也可应用物理疗法或局部封闭疗法止痛。恢复期注意对患肢的功能锻炼,给予促进神经细胞代谢药物以及针灸等。约 90% 的患者在 3 年内康复。

(2)神经根型颈椎病:是继发性臂丛神经病最常见的病因,椎间盘退行性病变及椎体骨质增生性病变压迫颈神经根和/或脊髓而导致临床综合征,表现出颈痛及强迫头位、臂丛神经痛及脊髓压迫症状,可单独或先后合并出现,其中臂丛神经痛最常见。

颈椎病多在 40～50 岁起病,男性较多见,病程缓慢,常反复发作。表现为 C_5 ～ C_7 神经根受压,引起臂丛神经痛,压迫运动神经根产生肌痛性疼痛。根性痛表现发麻或触电样疼痛,位于上肢远端,与神经根支配节段分布一致,相应区域可有感觉减退。肌痛性疼痛常在上肢近端、肩部和/或肩胛等区域,表现持续性钝痛和/或短暂的深部钻刺样不适感,许多患者因疼痛引起肩部运动受限,病程较长,可导致凝肩,肩部附近常有肌腱压痛,肱二头肌、肱三头肌反射可减少。颈椎 X 线侧位片可见生理前凸消失,椎间隙变窄,斜位片可见椎间孔变小、狭窄。

颈椎 CT 或 MR(磁共振成像)可较清晰地显示神经根与周围解剖结构的关系,可为诊断与鉴别诊断提供重要依据。肌电图检查有助于确定根性受损的诊断,同侧椎旁肌可出现失神经支配现象。根据以上临床表现和辅助检查,神经根型颈椎病不难诊断,但需注意与周围神经卡压综合征鉴别。

对于颈椎病引起的神经根损害,大多采用非手术综合治疗。患者须注意平卧时枕头不宜过高,避免颈部过伸过屈,不宜使头位固定在某一位置时间太久。局部理疗、针灸、颈椎牵引、用颈托支架或吊带牵引以减少颈部活动,均有助于减轻病情及促进功能恢复。药物治疗可以口服非甾体抗炎药。对疼痛较重者,可用局部麻醉剂,例如,醋酸泼尼松龙 25 mg,在压痛点局部注射。有以下情况可考虑手术治疗:①临床与放射学证据提示伴有脊髓病变;②经适当的综合治疗疼痛不缓解;③受损神经根支配的肌群呈进行性无力。

(3)胸廓出口综合征:是指一组臂丛和锁骨下血管在由第一肋骨所形成的胸腔出口处遭受压迫所致的综合征,是臂丛神经受卡压的常见原因。在此部位可能产生致压作用的既有骨性的,如颈肋、第 1 肋;也有软组织性的,如前斜角肌、中斜角肌、锁骨下肌以及联结颈肋和第 1 肋的纤维束带。主要表现为患侧颈肩部疼痛不适,由于臂丛下干受压,出现尺神经分布区麻木、疼痛,并向前臂及手部尺侧放射,小鱼际肌及骨间肌萎缩或瘫痪,有时累及正中神经,可致动作失调、持物易落等;当同时伴锁骨下动脉受压时,可出现肢体怕冷、发凉,上举时苍白、脉细而触摸不到等表现。检查发现患侧锁骨上区饱满,可触及前斜角肌紧张。存在颈肋时锁骨上窝可消失,触之有隆起感,并出现压痛及放射痛。过度外展试验呈阳性。必须注意将此征与颈椎疾病相区别。

7.肋间神经痛

肋间神经痛是肋间神经支配区的疼痛。原发性者罕见,继发性者可见于邻近组织感染(如胸椎结核、胸膜炎、肺炎),外伤,肿瘤(如肺癌、纵隔肿瘤、脊髓肿瘤),胸椎退行性病变,肋骨骨折等。带状疱疹病毒感染也是常见原因。临床特点:①有由后向前沿一个或多个肋间呈半环形的放射性疼痛;②呼吸、打咳嗽、打喷嚏、打哈欠或脊柱活动时疼痛加剧;③有相应肋骨边缘压痛;④局部皮肤感觉减退或过敏。带状疱疹病毒引起者发病数天内在患处出现带状疱疹。胸部与胸椎影像学检查、腰穿检查结果可提示继发性肋间神经痛的部分病因。

治疗原则如下。①病因治疗:对继发于带状疱疹者给予抗病毒治疗,例如,用阿昔洛韦 5~10 mg/kg,静脉滴注,8 小时 1 次;对肿瘤、骨折等病因者按其治疗原则行手术、化学药物治疗及放射治疗;②镇静止痛:可用地西泮类药物、布洛芬、双氯芬酸、曲马朵等；③用 B 族维生素与血管扩张药物治疗，如用维生素 B_1、维生素 B_{12}、烟酸、地巴唑；④理疗：可改善局部血液循环，促进病变组织恢复，但结核和肿瘤患者不宜使用理疗；⑤用局部麻醉药行相应神经的封闭治疗。

8.股外侧皮神经病

股外侧皮神经病也称为感觉异常性股痛，是临床最常见的皮神经炎。股外侧皮神经由 $L_2 \sim L_3$ 脊神经后根组成，是纯感觉神经，分布于股前外侧皮肤。

股外侧皮神经病的主要病因是受压与外伤，长期系硬质腰带、盆腔肿瘤等是可能的因素。感染、糖尿病、酒精及药物中毒以及动脉硬化等也是常见病因。临床表现：患该病的男性多于女性，起病可急可缓，多为单侧；大腿前外侧面皮肤感觉异常，包括麻木、针刺样疼痛、烧灼感，可有局部感觉过敏。行走、站立时症状加重。查体可有髂前上棘内侧或其下方的压痛点，股外侧皮肤可有局限性感觉减退或缺失。对症状持续者应结合专业的检查及盆腔 X 线检查，以明确病因。

治疗除针对病因外，可给予口服 B 族维生素，也可给予止痛药物。局部理疗、封闭也有疗效。对疼痛严重者可手术，切开压迫神经的阔筋膜或腹股沟韧带。

9.坐骨神经痛

坐骨神经痛是沿着坐骨神经通路及其分布区域内以疼痛为主的综合征。坐骨神经是人体中最长的神经，由 $L_4 \sim S_3$ 的脊神经前支组成，在腘窝上角附近分为胫神经和腓总神经，支配大腿后侧和小腿肌群，并传递小腿与足部的皮肤感觉。

坐骨神经痛有原发性和继发性两类，原发性坐骨神经痛也称为坐骨神经炎，为感染或中毒等原因损害坐骨神经引起的。继发性者在临床上更为多见，是由坐骨神经通路受病变的压迫或刺激所致。根据发病部位可分为根性、丛性和干性。根性坐骨神经痛的病变主要在椎管内以及脊椎，病变如腰椎间盘突出、椎管内肿瘤、脊椎骨结核、骨肿瘤，腰椎黄韧带肥厚、粘连性脊髓蛛网膜炎；丛性、干性坐骨神经痛的病变主要在椎管外，常为腰骶神经丛及神经干邻近组织病变，如骶髂关节炎、盆腔疾病、妊娠子宫压迫、梨状肌病变造成的坐骨神经卡压等。

临床表现：①青壮年男性多见，急性或亚急性起病。②沿坐骨神经走行区的疼痛，自腰部、臀部向大腿后侧、小腿后外侧和足部放射，呈持续性钝痛并阵发性加剧，也有呈刀割样或烧灼样疼痛者，夜间疼痛加剧。③患者为减轻疼痛，常采取特殊姿势：卧位时卧向健侧，患侧下肢屈曲；从平卧位欲坐起时先使患侧下肢屈曲；坐下时以健侧臀部着力；站立时腰部屈曲，患侧屈髋、屈膝，足尖着地；俯身拾物时,先屈曲患侧膝关节。以上动作均是为避免坐骨神经受牵拉而诱发疼痛加重所采取的强迫姿势。④直腿抬高试验呈阳性。⑤根性坐骨神经痛以腰骶部疼痛明显,在咳嗽、打喷嚏和排便用力时疼痛加重。在 L_4、L_5 棘突旁有明显的压痛,于坐骨神经干走行区的臀点、股后点、腓点及踝点可有轻压痛。丛性坐骨神经痛的骶部疼痛明显,疼痛除沿坐骨神经放射,还可放射至股前及会阴部,坐骨神经干走行区各点压痛明显。干性坐骨神经痛以臀部以下疼痛为特点,沿坐骨神经干走行区各点压痛明显。⑥神经系统检查可有轻微体征,如患侧臀肌松弛、小腿轻度肌萎缩,踝反射减弱或消失。小腿外侧与足背外侧可有轻微感觉减退。辅助检查的主要目的是寻找病因。辅助检查包括腰骶部 X 线片、腰部脊柱 CT、MRI、脑脊液常规、生化及动力学检查、肌电图与神经传导速度测定等。

坐骨神经痛的诊断根据疼痛的分布区域、加重的诱因、减痛的姿势、压痛部位、直腿抬高试验呈阳性及踝反射改变,同时应注意区分是神经根还是神经干受损。诊断中的重点是明确病因,应详细询问病史,全面进行体格检查,注意体内是否存在感染病灶,重点检查脊柱、骶髂关节、髋关节及盆腔内组织的情况,有针对性地进行有关辅助检查。鉴别诊断主要区别局部软组织病变引起的腰、臀及下肢疼痛,如腰肌劳损、急性肌纤维组织炎、髋关节病变引起的局部疼痛。

治疗首先应针对病因。对局部占位病变者,应尽早手术治疗。结核感染者需抗结核治疗,大多数腰椎间盘突出引起者的症状经非手术治疗可缓解。对症处理包括:①卧硬板床休息;②应用消炎止痛药物,如布洛芬;③服用 B 族维生素;④局部封闭;⑤局部理疗,可用于肺结核、肿瘤患者;⑥在无禁忌的前提下可短期口服或静脉应用糖皮质激素治疗。

二、多发性神经病

(一)定义

多发性神经病曾称作末梢神经炎,是由不同病因引起的,以四肢末端对称性感觉、运动和自主神经功能障碍为主要表现的临床综合征。

(二)病因及病理

引起该病的病因都是全身性的。

1.代谢障碍与营养缺乏

糖尿病、尿毒症、血卟啉病、淀粉样变性等疾病由于代谢产物在体内的异常蓄积或神经滋养血管受损,引起神经功能障碍;妊娠期妇女,慢性胃肠道疾病患者,胃肠切除术后、长期酗酒、营养不良者可因维持神经功能所需的营养物质缺乏而致病。

2.各类毒物中毒

(1)药物,包括呋喃唑酮、呋喃西林、异烟肼、乙胺丁醇、甲硝唑、氯霉素、链霉素、胺碘酮、甲巯咪唑、丙米嗪、长春新碱、顺铂等。

(2)工业毒物,包括丙烯酰胺、四氯化碳、三氯乙烯、二硫化碳、正己烷、有机磷农药、有机氯农药、砷制剂、菊酯类农药等。

(3)重金属,包括铅、汞、铊、铂、锑等。

(4)生物毒素。

3.遗传性疾病

遗传性运动感觉性神经病(hereditary motor sensory neuropathy,HMSN)、遗传性共济失调性多发性神经病(Refsum 病)、遗传性淀粉样变性神经病、异染色性脑白质营养不良等。

4.结缔组织病

在系统性红斑狼疮、结节性多动脉炎、类风湿性关节炎、硬皮病和结节病中,多发性神经病是疾病表现的一部分,多因血管炎而致病。

5.其他

恶性肿瘤、麻风病、莱姆病与克罗-深濑综合征等出现多发性神经病的机制与致病因子引起自身免疫反应有关。

病理改变无病因特异性,主要为轴突变性与节段性脱髓鞘,以轴突变性更为多见。通常轴突变性从远端开始,向近端发展。

(三)临床表现

多发性神经病可发生于任何年龄。由于病因不同,起病可表现为急性和慢性过程,部分患者呈复发-缓解的病程。常在数周至数月达高峰。主要症状、体征如下。

1.感觉障碍

感觉障碍为肢体远端对称性感觉异常和深浅感觉缺失,呈手套、袜子样分布。感觉异常可表现为刺痛、灼痛、蚁走感、麻木感等,常有感觉过敏。

2.运动障碍

肢体远端有不同程度的肌力减弱,呈对称性分布,肌张力减小。病程长者可有肌肉萎缩,常发生于骨间肌、蚓状肌、鱼际肌、小鱼际肌、胫前肌和腓骨肌。可有垂腕、垂足和跨阈步态。

3.腱反射减弱或消失

踝反射明显且较膝反射减弱出现得更早。上肢的桡骨膜、肱二头肌、肱三头肌反射也可减弱或消失。

4.自主神经功能障碍

肢体远端皮肤变薄、干燥、苍白或青紫,皮温低。

由于病因不同,临床表现也略有不同,后面将分述部分常见的多发性神经病。

(四)辅助检查

1.电生理检查

肌电图与神经传导速度测定可鉴别神经源性损害与肌源性损害,鉴别轴突病变与节段性脱髓鞘,也可用于疗效观察及随访。轴突变性主要表现为运动诱发波幅的降低。脱髓鞘则主要表现为神经传导速度减慢。

2.血生化检测

注意重点检查血糖、尿素氮、肌酐、维生素 B_{12} 及激素水平。对可疑毒物中毒者需做相应的毒理学测定。

3.免疫检查

对疑有自身免疫性疾病者可做自身抗体系列检查,对疑有生物性致病因子感染者,应做病原体或相应抗体测定。

4.脑脊液常规与生化检查

大多正常,偶有蛋白增多。

5.神经活组织检查

疑为遗传性疾病者可行周围神经活组织检查,其结果可提供重要的诊断证据。

(五)诊断与鉴别诊断

根据四肢远端对称性运动障碍、感觉障碍和自主神经功能障碍可诊断。但应进一步寻找病因,这主要依靠详细的病史、病程特点、伴随症状和辅助检查结果。亚急性联合变性的发病早期表现该病相似,应注意鉴别。该病的早期症状为四肢末端对称性感觉异常,感觉减退呈手套、袜子样分布,随病情进展逐渐出现双下肢软弱无力,步态不稳,双手动作笨拙等。早期巴宾斯基征可为阴性,随病情进展转为阳性。深感觉性共济失调是其临床特点之一。肌张力增大、腱反射亢进、锥体束征呈阳性及深感觉性共济失调是区别于其他疾病的主要的点。

(六)治疗

1.病因治疗

(1)中毒性多发性神经病治疗原则:应尽快停止与毒物的接触,补液,应用解毒剂,促进体内毒物的清除;药物引起者应停药,异烟肼引起者如神经病变不重,可在应用大量维生素 B_6 治疗时继续使用异烟肼。对砷中毒者可应用二巯丙醇 3 mg/kg,肌内注射,4～6 小时 1 次,2～3 天后改为2次/天,连用 10 天;对铅中毒者用二巯丁二钠 1 g/d,加入 500 mL 5%的葡萄糖注射液静脉滴注,5～7 天为 1 个疗程,可重复 2～3 个疗程。

(2)营养缺乏与代谢性多发性神经病治疗原则:积极治疗原发病。对糖尿病患者应严格控制血糖,对尿毒症患者做血液透析或肾移植,对黏液性水肿者用甲状腺素,对肿瘤所致者可用手术、化学药物治疗、放射治疗等手段治疗,对麻风性神经病患者可用砜类药物治疗,对与自身免疫性疾病相关者需采用激素、免疫球蛋白治疗或血浆置换疗法。

2.药物治疗

(1)糖皮质激素:泼尼松 10 mg,3 次/天,口服;地塞米松 0.75 mg,3 次/天,口服,7～14 天逐渐减量,1 个月为 1 个疗程。对重症病例也可用地塞米松 10～20 mg/d,静脉滴注,连续 2～3 周后,改为口服。

(2)B族维生素药物及其他营养神经药物:补充水溶性维生素,如维生素 B_1、甲钴胺或氰钴胺、维生素 B_6,适用于 B 族维生素缺乏及大部分原因引起的周围神经病,对重症病例可合用辅酶 A、ATP 及神经生长因子等。

3.一般治疗

患者处于急性期,应卧床休息,加强营养,调节饮食,多摄入富含维生素的蔬菜、水果、奶类、豆制品等。疼痛明显者可用止痛剂,严重者可用卡马西平或苯妥英钠。对重症患者须加强护理。四肢瘫痪的患者应定期翻身,维持肢体的功能,预防瘫痪肢体挛缩和畸形。患者在恢复期可增加理疗、康复训练及针灸等综合治疗手段。

(七)几种常见多发性神经病的临床表现

1.糖尿病性周围神经病

糖尿病性周围神经病是糖尿病的代谢障碍导致的周围神经病,此组病变是糖尿病最常见和最复杂的并发症。超过 50%的糖尿病患者有糖尿病神经病变,最常见的是慢性感觉运动性的对称性糖尿病性周围神经病和糖尿病自主神经病变。本部分主要介绍慢性感觉运动性的对称性糖尿病周围神经病变。

（1）临床分类：美国糖尿病学会（ADA）推荐将糖尿病神经病变分为以下几类。

全身对称性多发神经病变。①急性感觉性神经病变：少见，主要见于急性并发症（如酮症酸中毒）或血糖急剧波动，在胰岛素治疗时因血糖变化过大引起的特殊情况称为胰岛素性神经病变。急性感觉性神经病变的特点是症状严重，但往往无阳性的客观检查指标和体征。②慢性感觉运动性糖尿病性周围神经病：是糖尿病神经病变的最常见类型。常见症状有烧灼样疼痛、电击痛、刀刺痛、麻木、感觉过敏和深部肌肉痛等，以下肢多见，夜间加剧。

局灶或多局灶神经病变：或称为单神经病变，主要累及正中神经、尺神经、桡神经和第Ⅲ、Ⅳ、Ⅵ和Ⅶ对脑神经。病因为微小血管梗死，大多数会在数月后自愈。

糖尿病自主神经病变：常见症状有静息时心动过速、运动耐受降低、直立性低血压、勃起功能障碍、低血糖时缺乏自主神经反应等，有较高的致死率。

（2）病因及发病机制如下。

微血管病变学说：血糖过高及代谢障碍可能导致神经小动脉内膜及毛细血管基底膜增厚，血管内皮细胞增生。管壁内脂肪和多糖类沉积使管腔狭窄，血液黏滞度升高使血管易被纤维蛋白与血小板聚集堵塞，引起神经纤维缺血、营养障碍及神经变性等。

生化和代谢异常学说：①糖尿病患者体内持续高血糖抑制钠依赖性肌醇转运，使神经组织磷脂酰肌醇和神经磷酸肌醇代谢紊乱，磷酸肌醇减少，Na^+、K^+-ATP 酶活性降低，引起轴索变性，运动神经传导速度减慢；②在胰岛素不足的情况下，葡萄糖在醛糖还原酶的作用下转化为山梨醇和果糖，神经组织内山梨醇、果糖含量升高，二者大量沉积，使细胞内渗透压升高，导致神经节段性脱髓鞘；③髓鞘蛋白合成障碍，轴索内逆向转运的减少导致周围神经远端轴索变性。

（3）临床表现：该病表现为感觉、运动、自主神经功能障碍，通常感觉障碍较突出，出现四肢末端自发性疼痛，呈隐痛、刺痛、灼痛，可伴有麻木、蚁走感，夜间症状更重，影响睡眠。下肢的症状更多见。也可出现肢体远端对称性感觉消失、营养不良性足跖溃疡、夏科关节病。肢体无力通常较轻。查体可有手套、袜子样痛觉障碍，部分患者振动觉与关节位置觉消失。瞳孔和泪腺功能异常、瞳孔缩小及光反射减弱、瞳孔光反射潜伏期延长可作为糖尿病性自主神经病的早期诊断指标。发汗和血管反射异常，常见腰部以下少汗或无汗，足底皮肤干燥无汗，头部、躯干上部大汗淋漓,可出现胃肠蠕动减慢、恶心、呕吐、尿失禁、大便失禁、勃起功能障碍、弛缓性膀胱。逼尿肌无力和残余尿增多易导致尿路感染。50%慢性患者无症状,10%～20%的患者存在轻微的症状。诊断该病不能单凭一个简单的症状、体征,至少需要两项不正常表现(症状、体征、神经传导异常,感觉和自主神经的定量检查异常)。

(4)治疗方法如下。

控制血糖:用胰岛素严格控制血糖可以延迟发生糖尿病神经病变,但过量应用胰岛素可引起反复低血糖及痛性神经病。近年来研究发现,长期慢性高血糖的患者,当血糖急剧下降且伴有糖化血红蛋白突然降低时,患者会出现糖尿病神经病变,或原有症状加重,应该寻找最佳的血糖控制速度,在合理的时间窗内以适当的速度降低糖化血红蛋白。

病因治疗。①营养神经药物:甲钴胺是蛋氨酸合成酶辅酶,促进细胞内核酸、蛋白质和脂质的合成,从而修复受损的神经组织,并促进髓鞘形成和轴突再生,临床证实可改善该病的症状。轻者可口服,每次 500 mg,3 次/天;对重者肌内注射,500 μg/d,2 周为 1 个疗程。神经节苷脂是神经细胞膜的正常组分,每天肌内注射 40 mg,每周注射 5 天,共 6 周。②改善神经血液微循环药物:前列腺素 E_1 及其类似物可增加神经内膜的血流,例如,前列地尔 10 μg,静脉注射,2 次/天,10 天为 1 个疗程。血管紧张素转化酶抑制剂和钙通道阻滞剂可增加神经血流量及神经内毛细血管密度,改善神经缺血、缺氧。阿司匹林、噻氯匹定具有抗血小板聚集及血管扩张作用。③抗氧化药物:α-硫辛酸可增加周围神经的血流量,改善血供;清除自由基,减少自由基对神经的损伤;减少山梨醇,避免神经纤维水肿、坏死;促进神经元生长,减少神经功能病变。④中药:有很多具有抗凝、扩血管、降低血小板黏附性作用的活血化瘀类中药,如川芎嗪、复方丹参、葛根素、刺五加。

疼痛治疗:①抗惊厥药物主要有苯妥英和卡马西平,但疗效不理想。目前广泛应用的是加巴喷丁,需注意不良反应的发生。拉莫三嗪是谷氨酸受体阻滞剂,起始剂量为 25 mg/d,逐渐加至最大维持剂量 400 mg/d,可有效改善该病的症状,且不良反应少,安全性好。②三环类抗抑郁药,如丙米嗪、阿米替林通常有效,常规剂量为 50～150 mg/d,但可加重直立性低血压;5-羟色胺再摄取抑制剂舍曲林、氟西汀等耐受性较好。

预防糖尿病性神经病并发症——糖尿病足要给予足部护理,对感觉缺失的患者应注意保护,以防发生足部无痛性溃疡。

2.尿毒症性多发性神经病

尿毒症性多发性神经病是慢性肾衰竭常见的并发症。其病因尚不清楚,可能与甲基胍嘧啶、肌醇等毒素聚集有关。表现为无痛性、进展性和对称性感觉运动麻痹,通常先累及下肢,然后累及上肢。有些患者最初出现足部烧灼样感觉障碍或下肢蚁走感、瘙痒感,症状在夜间加重,活动时减轻,颇似不安腿综合征。病情继续进展,则出现双下肢麻木、感觉缺失、肌力减弱,严重者可有四肢远端肌肉萎缩。神经病变通常在数月内缓慢进展,偶可为亚急性。经长期血液透析后,神经病变的症状和体征可趋于稳定,但仍有少数患者病情进展。患者成功接受肾脏移植后,通常经 6～12 个月周围神经功能可望得到完全恢复。

3.营养缺乏性多发性神经病

患者可因消化系统疾病引起的吸收功能障碍、长期酗酒、剧烈的妊娠呕吐、慢性消耗性疾病、甲状腺功能亢进症而营养缺乏,主要是维生素 B_1 的缺乏。表现为两腿沉重感、腓肠肌压痛或痛性痉挛。可有双足踝部刺痛、灼痛及蚁走感,呈袜套样改变。病情进展可出现小腿肌肉无力,表现垂足,行走时呈跨阈步态。腱反射早期亢进,后期减弱或消失。

乙醇营养障碍性神经病是长期大量酗酒导致营养障碍,引起的慢性对称性感觉运动性多发性神经病,与 B 族维生素,尤其是维生素 B_1 的缺乏有关。慢性酒精中毒患者起病缓慢,下肢的症状及体征较上肢重,以感觉障碍为主,深感觉常常受累,表现为双足踝部灼痛、刺痛及蚁走感,呈袜套样改变,部分病例腓肠肌压痛较明显,下肢位置觉、振动觉减退或消失,出现走路踩棉花感和共济失调等。传导深感觉的神经纤维对慢性酒精毒性较敏感,其受累引起的振动觉的改变可出现在没有临床症状的长期饮酒的人群中。运动神经受累较晚,表现为下肢末端无力,腱反射减弱或消失,跟腱反射改变比膝反射改变早,病变严重者可有肌萎缩。偶有患者出现脑神经受损,如动眼神经、外展神经及前庭神经损害,也可有自主神经调节功能异常。该病患者应在戒酒的同时补充大剂量 B 族维生素,可缓解症状、体征。

4.呋喃类药物中毒

常见的呋喃类药物有呋喃唑酮、呋喃妥因等。肾功能障碍者可因血药浓度升高而发病。症状常在用药后 5～14 天出现,首先表现为肢体远端感觉异常、感觉减退和肢端疼痛。肢端皮肤多汗,可有色素沉着。肌肉无力与肌萎缩相对轻微。应用此类药物时应密切观察周围神经症状。尤应注意不可超过正常剂量及长时间使用此类药物。

5.异烟肼中毒

异烟肼中毒多发生于长期服用异烟肼的患者。临床表现以双下肢远端感觉异常和感觉缺失为主,可有肌力减弱与腱反射消失。其发病机制与异烟肼干扰维生素 B_6 的正常代谢有关。病情严重应停药,服用维生素 B_6。异烟肼引起者如神经病变不重,可在应用维生素 B_6 治疗时继续用异烟肼治疗。

6.正己烷中毒性周围神经病

正己烷是一种常用工业有机溶剂,用于工业黏胶配制、油脂萃取、制鞋等多个行业。作业人员长期接触低浓度正己烷且缺乏有效的防护可诱发正己烷中毒性周围神经病。其发病机制可能与能量代谢障碍以及神经生长因子信号转导通路等有关。

潜伏期约 8 个月,与正乙烷接触程度高时潜伏期较短。前驱症状有头痛、头昏、食欲缺乏、体质量减轻等,然后四肢远端缓慢出现上行性的感觉障碍和运动障碍,表现为四肢末端麻木、蚁走感"胀大变厚"感觉,肢体远端痛觉、触觉减弱或消失、振动觉减弱或消失。多数患者出现肌腱反射减弱或消失,跟腱反射异常出现最早。肌力减退多见于下肢,患者行走呈跨阈步态。可以出现肌萎缩,以鱼际肌和掌骨间肌萎缩常见,部分患者伴小腿及前臂肌群萎缩。可伴有自主神经功能障碍,如心率加快和手足湿冷。偶有患者出现眼底异常和视力障碍。神经肌电图检查可显示神经源性损害,波幅下降、运动及感觉传导速度减慢,可呈典型失神经支配现象,表明损伤主要在轴索。病理检查也发现损害以轴索肿胀和轴索变性为特征。

正己烷在体内的主要代谢产物之一为 2,5-己二酮,其尿中浓度只反映人体近期接触正己烷的程度,不能作为慢性正己烷中毒的诊断依据。慢性正己烷中毒的诊断应结合接触史、临床表现和神经肌电图的结果。治疗应用 B 族维生素、神经生长因子,辅以理疗和四肢运动功能锻炼等,多数患者可以痊愈。部分患者脱离接触后 3~4 个月病情仍继续恶化,然后进入恢复期。该病病程长达数月或超过 1 年。

7.POEMS 综合征

POEMS 综合征是一组以多发性周围神经病和单克隆浆细胞增生为主要表现的临床综合征。病名由 5 种常见临床表现的英文单词或词组的首字母组成,5 种临床表现为多发性神经病(polyneuropathy)、脏器肿大(organmegaly)、内分泌病(endocrinopathy)、M 蛋白(M-protein)和皮肤损害(skin changes)。多中年以后起病,男性较多见。起病隐袭、进展慢。该病可有下列表现。①慢性进行性感觉运动性多神经病,脑脊液蛋白含量升高;②皮肤改变:因色素沉着而变黑,并有皮肤增厚与多毛;③内分泌改变:男性出现勃起功能障碍、女性化乳房,女性出现闭经、痛性乳房增大和溢乳,可合并糖尿病;④内脏肿大:肝、脾肿大,周围淋巴结肿大;⑤水肿:视盘水肿,有胸腔积液、腹水、下肢指凹性水肿;⑥异常球蛋白血症:血清蛋白电泳出现 M 蛋白,尿检可有本-周蛋白;⑦骨骼改变:可在脊柱、骨盆、肋骨及肢体近端发现骨硬化性改变,为该病的影像学特征,也可有溶骨性病变,骨髓检查可见浆细胞增多或骨髓瘤;⑧出现低热、多汗、杵状指。治疗用皮质激素、免疫抑制剂,对水肿、内脏肿大、内分泌改变等效果较好,但周围神经损害改善不明显。对骨髓瘤进行化疗＋放疗、手术切除,各症状可有所改善。

三、吉兰-巴雷综合征

(一)定义

吉兰-巴雷综合征(Guillain-Barré syndrome,GBS)是一组急性或亚急性发病,以四肢对称性、弛缓性瘫痪为主要临床特征的自身免疫性疾病,以往多译为格林-巴利综合征。目前临床上将 GBS 分为以下几个类型。①急性炎症性脱髓鞘性多发性神经病(acute inflammatory demyelinating polyneuropathy,AIDP):即经典的 GBS;②急性运动性轴突性神经病(acute motor axonal neuropathy,AMAN):为纯运动型 GBS,病情较严重;③急性运动感觉轴突性神经病(acute motor sensory axonal neuropathy,AMSAN):与 AMAN 相似,病情严重,预后差;④Miller-Fisher 综合征(MFS):表现为眼外肌麻痹、共济失调和腱反射减弱或消失的三联征,可有轻度四肢肌力减弱;⑤不能分类的 GBS:包括自主神经功能不全、复发型 GBS 等亚型。

(二)流行病学

GBS 的年发病率为(0.6～2.4)/10 万,男性略多于女性,各年龄组均可发病。欧美的发病年龄在 16～25 岁和 45～60 岁出现两个高峰,我国尚缺乏系统的流行病学资料,但对住院患者的年龄资料分析显示,GBS 以儿童和青壮年多见。在北美与欧洲发病无明显的季节倾向,但亚洲及墨西哥以夏、秋季节发病较多。丛集性发病的现象在国内外均有报道,国外的研究表明丛集性发病的可能诱发因素包括注射流感疫苗、腹泻、肝炎和伤寒等。

(三)病因及发病机制

虽然 GBS 的病因尚未确定,但大多认为是多因素的。可从机体内、外两个方面探讨。

1.外在致病因素

超过 2/3 的患者发病前 4 周内有呼吸道或胃肠道感染症状。曾发现的前驱感染病原体包括空肠弯曲菌($Campylobacter\ jejuni$)、巨细胞病毒、EB 病毒、肺炎支原体、乙型肝炎病毒和人类免疫缺陷病毒等。研究发现在许多国家和地区空肠弯曲菌感染是最常见的 GBS 发病前驱因素,特别是以腹泻症状为前驱感染的 GBS 患者有空肠弯曲菌感染证据者高达 85%,从 AMAN 型 GBS 患者肠道分离出空肠弯曲菌的更多见。我国以 19 型空肠弯曲菌最常见,研究发现其与人类神经组织中富含的神经节苷脂(GM_1、GD_{1a}、GT_{1a} 和 GD_3)有相同的抗原决定簇,这为以分子模拟学说解释 GBS 的发病机制奠定了重要的实验基础。分子模拟学说认为外来致病因子因具有与机体某组织结构相同或相似的抗原决定簇,在刺激机体免疫系统产生抗体后,这种抗体既与外来抗原物质结合,又可发生错误识别,与体内具有相同抗原决定簇的自身组织发生免疫反应,从而导致自身组织的免疫损伤。

2.机体因素

目前尚无公认的 GBS 易感基因被发现。虽然 GBS 的确切发病机制仍不明确,但 GBS 是由细胞免疫和体液免疫共同介导的自身免疫性疾病这一观点已得到公认。证据如下。

(1)AIDP 的典型病变中存在大量淋巴细胞浸润,巨噬细胞也参与了病变的形成。

(2)电子显微镜观察 AMAN 患者的周围神经,可见巨噬细胞自郎飞结处攻击裸露的轴突,进而继续移行至相对完整的髓鞘内,直接破坏轴突。

(3)早在光学显微镜下没有可见的病理改变时,免疫电镜即可发现 AMAN 患者周围神经的郎飞结部位出现抗原抗体复合物及补体的沉积。

(4)GBS 患者的血中存在特异的循环抗体,部分患者的循环抗体与 GM_1 等神经节苷脂产生抗原抗体结合反应或与空肠弯曲菌的抗原成分有交叉反应;Fisher 综合征常有 GQ_{1b} 抗体存在并与空肠弯曲菌感染关系密切。

(5)将患者或动物模型的血清被动转移至健康动物的周围神经可引起与患者或动物模型相似的病变,而将上述血清用空肠弯曲菌的抗原吸附后再转移至健康动物则不再产生病变。

(四)病理

AIDP 的主要病理改变是周围神经组织中小血管周围淋巴细胞与巨噬细胞

浸润以及神经纤维的节段性脱髓鞘,严重病例出现继发轴突变性。施万细胞于病后1～2周开始增殖以修复受损的髓鞘,此时致病因素对髓鞘的破坏可能尚未停止。

AMAN型GBS的主要病变是脊神经前根和周围神经运动纤维的轴突变性及继发的髓鞘崩解,崩解的髓鞘形成圆形、卵圆形小体,病变区内少见淋巴细胞浸润。对早期病变组织的电子显微镜观察可见巨噬细胞自郎飞结处移行至相对完整的髓鞘内而破坏轴突。

AMSAN的病理特点与AMAN相似,但脊神经前后根及周围神经纤维的轴突均可受累。

(五)临床表现

多数患者起病前4周内有胃肠道或呼吸道感染症状,少数有疫苗接种史。患者呈急性或亚急性起病。首发症状为始于下肢、上肢或四肢同时出现的瘫痪,两侧相对对称。瘫痪可自肢体远端向近端发展或相反,瘫痪呈弛缓性,腱反射减弱或消失。约25%的病情严重者出现呼吸肌麻痹,需要辅助呼吸。发病时多有肢体远端感觉异常如刺痛、麻木、烧灼感等,呈手套、袜子样分布的感觉缺失较少见,振动觉和关节运动觉障碍更少见。约1/3患者出现颈后部或四肢肌肉疼痛,有的出现脑膜刺激征。儿童患者的肌肉疼痛更为常见,并且常为儿童患者的首发症状。成人脑神经损害可为首发症状,以双侧周围性面瘫最常见,其次为咽喉部肌肉瘫痪。眼球运动、舌肌及咬肌的瘫痪少见。偶有视盘水肿。自主神经症状可有多汗、皮肤潮红,严重病例出现心动过速、期前收缩等心律失常,高血压或直立性低血压,一过性尿潴留。

起病后症状迅速进展,半数患者在2周内达高峰,约90%的患者病后4周症状不再进展。患者多在症状稳定1～4周后开始恢复,肢体无力一般从近端向远端恢复,往往需要数周到数月的时间。该病的主要危险是呼吸肌麻痹。肺部感染、严重心律失常及心力衰竭等并发症也是致死的重要因素。

为评估GBS患者的临床状况,GBS肢体残疾量表评分(Hughes评分)将GBS分为7级。0级:正常;1级:有轻微神经系统症状,但能从事日常工作;2级:不能从事日常工作,但能自己行走;3级:需要人搀扶或拄拐才能行走;4级:不能行走,卧床或坐在轮椅上;5级:呼吸肌麻痹,需要辅助呼吸;6级:死亡。

(六)辅助检查

(1)脑脊液改变常在发病1周后出现,典型的表现是蛋白-细胞分离现象,即蛋白含量升高而白细胞计数正常。蛋白含量升高常在起病后第3周末达高峰。

（2）神经传导速度（nerve conduction velocity，NCV）和肌电图检查对 GBS 的诊断很有价值。早期可能仅有 F 波或 H 反射的延迟或消失。F 波的改变代表神经近端或神经根损害，对诊断有重要意义。AIDP 的电生理特征是 NCV 减慢、末端运动潜伏期延长，继发轴索损害时则有波幅的降低；AMAN 和 AMSAN 表现NCV 正常或仅轻度减慢，达不到脱髓鞘病变的电生理标准，而波幅有明显减小。

（3）严重病例：可有心电图改变，以窦性心动过速和 ST-T 改变最常见。

（七）诊断

1.GBS 诊断

可根据病前 4 周内的感染史、急性或亚急性起病、四肢对称性弛缓性瘫痪，可伴感觉异常和末梢型感觉障碍，可有脑神经损害，有脑脊液蛋白-细胞分离现象，神经电生理异常表现等诊断。

2.国际上广泛采用的阿斯伯里（Asbury）修订诊断标准

（1）GBS 必备诊断标准：①肢体出现进行性肌无力，从轻度下肢力弱，伴或不伴共济失调，到四肢及躯干完全性瘫痪、假性延髓性麻痹、面肌无力和眼外肌麻痹等；②腱反射完全消失，如具备其他特征，例如，远端腱反射丧失，肱二头肌反射及膝腱反射减弱，诊断也可成立。

（2）高度支持诊断标准：按重要性排序的临床特征如下。①症状和体征迅速出现，至 4 周时停止进展，约 50% 的病例在 2 周、80% 在 3 周、90% 在 4 周时达到高峰；②肢体瘫痪较对称，但并非绝对，常见双侧肢体受累；③感觉症状、体征轻微；④脑神经受累，50% 的病例出现面神经麻痹，常为双侧性，可出现延髓性麻痹及眼外肌麻痹；约 5% 的病例最早表现眼外肌麻痹或其他脑神经损害；⑤通常在病程进展停止后 2~4 周开始恢复，也有经过数月后开始恢复的，大部分患者可恢复正常；⑥可出现自主神经功能紊乱，如心动过速、心律失常、直立性低血压、高血压及血管运动障碍等，症状可为波动性，应排除肺栓塞等可能性；⑦发生神经症状时无发热。

变异表现（不按重要性排序）：①发生神经症状时伴发热；②有伴疼痛的严重感觉障碍；③进展超过 4 周，个别患者可有轻微反复；④进展停止但未恢复或遗留永久性功能缺损；⑤括约肌通常不受累，但疾病开始时可有一过性膀胱括约肌障碍；⑥偶有中枢神经系统受累，包括不能用感觉障碍解释的严重共济失调、构音障碍、病理反射、不确切的感觉平面等，但其他症状符合 GBS，不能否定 GBS 诊断。

(3)高度支持诊断的脑脊液特征:①主要表现为脑脊液蛋白含量在发病第1周升高,以后连续测定均升高,脑脊液单核细胞数$<10\times10^6/L$;②变异表现为发病后 1~10 周蛋白含量不升高,单核细胞数为$(11\sim50)\times10^6/L$。

(4)高度支持诊断的电生理特征:约 80% 的患者显示 NCV 减慢或神经传导阻滞,通常 NCV 低于正常的 60%,但因斑片样受累,并非所有神经均受累;远端潜伏期延长可达正常的 3 倍,F 波是神经干近端和神经根传导减慢的良好指标;约 20% 的患者传导正常,有时发病后数周才出现传导异常。

(5)怀疑诊断的特征:①明显的持续不对称性力弱;②严重的膀胱或直肠功能障碍;③发病时就有膀胱或直肠功能障碍;④单核细胞数超过 $50\times10^6/L$;⑤脑脊液出现多形核白细胞;⑥出现明显感觉平面。

(6)排除诊断的特征:①患者有有机物接触史;②有急性发作性卟啉病;③有近期白喉感染史或证据,伴或不伴心肌损害;④临床上符合铅中毒或有铅中毒证据;⑤表现单纯感觉症状;⑥有肯定的脊髓灰质炎、肉毒中毒、癔症性瘫痪或中毒性神经病诊断依据。

由上述标准可见,GBS 诊断仍以临床为主,有了支持 GBS 诊断的实验室证据,还需具备必要的临床特征才能诊断。变异表现是在符合临床标准的 GBS 中偶尔出现特殊症状,如出现两个以上变异表现应高度怀疑 GBS 诊断。HIV 感染患者单核细胞平均数为 $23\times10^6/L$,多于$50\times10^6/L$才视为升高,临床疑诊 GBS 患者的单核细胞数升高时检测 HIV 十分必要。

(八)鉴别诊断

1.低钾血症性周期性瘫痪

该病为急性起病的两侧对称性肢体瘫痪,病前常有过饱、饮酒或过度劳累病史,常有既往发作史,无感觉障碍及脑神经损害,发作时血钾低,心电图呈低钾样改变,脑脊液正常。补钾治疗有效,症状可迅速缓解。

2.重症肌无力全身型

该病可表现两侧对称性四肢弛缓性瘫痪,但多有症状波动,如休息后减轻,劳累后加重即所谓"晨轻暮重"现象,疲劳试验及新斯的明试验呈阳性,脑脊液正常。重复电刺激低频时呈递减反应,高频时正常或呈递减反应,血清抗乙酰胆碱受体抗体呈阳性。

3.脊髓灰质炎

起病时常有发热,肌力减弱常不对称,多仅累及一个侧下肢的一个或数个肌群,呈节段性分布,无感觉障碍,肌萎缩出现早。脑脊液蛋白与细胞数在发病早期均可升高,细胞数较早恢复正常,病后 3 周左右也可呈蛋白-细胞分离现象。确诊常需病毒学证据。

4.急性脊髓炎

病变部位在颈髓时可表现四肢瘫痪,早期肌张力减弱,呈弛缓性,但有水平面型深、浅感觉消失,伴大小便潴留。脊髓休克期过后四肢肌张力增强,腱反射亢进,病理反射呈阳性。

(九)治疗

1.病因治疗

病因治疗以抑制免疫反应、清除致病因子、阻止病情发展为目标。

(1)静脉注射免疫球蛋白(intravenous immunoglobulin,IVIG):适用于病情进展,有出现呼吸肌麻痹可能的病例,应尽早使用。成人常用量为 0.4 mL/(kg·d),静脉滴注连用 5 天。治疗作用的机制包括中和致病性自身抗体、抑制炎性细胞因子(如白细胞介素-1 和肿瘤坏死因子-α)、抑制补体结合、干扰和下调 T 细胞功能等。该疗法的有效率为 $50\%\sim70\%$。不良反应轻微且发生率低,包括发热、面红等,可通过减慢滴速来预防与消除。个别患者发生无菌性脑膜炎、急性肾小管坏死和脑梗死。

(2)血浆交换(plasma exchange,PE):适用于体质情况较好的成年人及大龄儿童,血浆交换量每次30~40 mL/kg,3~5 次为 1 个疗程。治疗作用机制主要是清除血液循环中的致病性抗体。有效率与 IVIG 相当,二者同时使用疗效并不增加,故应选择单一方法治疗。可能出现的不良反应有枸橼酸盐中毒、一过性低血压、心律失常等。

(3)糖皮质激素:曾经是治疗 GBS 的主要药物,近 10 多年来存在争议。国外的研究结论多认为激素治疗无效,但也有人认为就目前证据下结论为时尚早。

2.对呼吸肌麻痹的处理

呼吸肌麻痹是该病最主要的危险,当患者表现呼吸浅快、心动过速、出汗以及口唇由红润转为苍白或发绀时,经鼻导管给氧及清理呼吸道后,短时间内仍无改善,提示呼吸功能已不能满足机体需要,可行气管插管或气管切开术,给予机械通气;肺活量降低至 20 mL/kg 体质量以下,血气分析动脉氧分压低于 9.3 kPa(70 mmHg)也是施行机械通气的指征。如果患者合并第Ⅸ、Ⅹ对脑神经麻痹,表现吞咽困难或呛咳,会有发生窒息或吸入性肺炎的危险,应尽早考虑行气管插管或气管切开术。

气管切开术后护理的关键是维持气道的通畅,措施包括为患者定时翻身拍背,及时吸除气管内分泌物,定期清洗套管内管,保持适宜的室温及空气湿度,定时在套管内滴入含抗生素及 α-糜蛋白酶的生理盐水,保持颈部切口清洁。此外,还应经常检查套管缚带的松紧程度并及时调整,防止套管意外脱出。

3. 辅助治疗

主要注意维持患者水、电解质与酸碱平衡,常规使用水溶性维生素并着重增加维生素 B_1、维生素 B_{12}。可应用神经生长因子等促进神经修复。

4. 预防与治疗并发症

预防与治疗并发症的措施如下:①对重症患者应进行连续心电监护直至恢复期开始。窦性心动过速一般不需治疗,如症状明显或心率过快,可用小量速效洋地黄制剂适当控制,心动过缓可由吸痰操作引起,可用山莨菪碱、阿托品治疗。严重心律失常少见,可会同心血管专业医师解决。②可用小剂量 β 受体阻滞剂治疗高血压,对低血压者可补充胶体液或置头低体位。③对坠积性肺炎与吸入性肺炎及由此引发的败血症、脓毒血症应早使用广谱抗生素治疗,可根据痰病原体培养与药敏试验结果调整抗生素。④为预防下肢深静脉血栓形成及由此引发的肺栓塞,应让患者经常被动活动双下肢或穿弹力长袜,对有高凝倾向的病例可给予低分子肝素 5 000 U 腹部皮下注射,每天 1~2 次。⑤对不能吞咽者应尽早鼻饲以维持肠道营养供给,但若有麻痹性肠梗阻迹象,则应停止鼻饲,给予胃肠动力药物来促进肠蠕动恢复。⑥许多患者出现四肢或全身肌肉疼痛与皮肤痛觉过敏,可适当应用止痛镇痛药物。⑦应用润肠药与缓泻药以保持大便通畅。⑧保持床面清洁、平整,定期为患者翻身以防止生压疮,也可使用电动防压疮气垫。⑨对有尿潴留者可做下腹部按摩来促进排尿,无效时应留置尿管导尿。⑩重视患者的焦虑与抑郁状态,做好心理疏导工作,保持对患者鼓励的态度,经常安慰患者,告知虽然恢复较慢,但最后多可完全恢复。症状严重者也可配合抗焦虑与抗抑郁药物治疗。

5. 康复治疗

患者瘫痪严重时应注意肢体功能位摆放并经常被动活动肢体,肌力开始恢复时应将主动与被动活动相结合,可进行按摩、理疗等配合治疗。

(十)预后

85%的患者在 1~3 年完全恢复,约 10% 的患者留有长期后遗症。死亡率约为 5%,常见死因为严重全身性感染、肺栓塞、心肌梗死、心力衰竭、心律失常、成人呼吸窘迫综合征等。老年患者、有严重神经轴突变性者、辅助呼吸时间超过 1 个月或进展快且伴有严重自主神经功能障碍者预后不良。约 3% 的患者可能出现 1 次以上的复发。复发间隔可为数月至数十年。

四、慢性炎症性脱髓鞘性多发性神经病

(一)定义

慢性炎症性脱髓鞘性多发性神经病(chronic inflammatory demyelinating polyneuropathy,CIDP),是一种慢性复发性炎性周围神经病,曾被称为慢性吉兰-巴雷综合征。虽然 CIDP 在病理上与 AIDP 有相似之处,但二者的临床表现及对治疗的反应截然不同,目前认为它们是两组不同的疾病。

(二)病因与病理

CIDP 的病因不明,研究人员多认为免疫机制参与了发病。病理改变主要是脊神经根与周围神经节段性脱髓鞘和髓鞘再生并存,呈"洋葱头样"改变。少有炎性细胞浸润,浸润的细胞主要是单核细胞。在少数患者中可见神经轴突变性。

(三)临床表现

CIDP 可发生于任何年龄,男女均可发病。起病隐袭,多无前驱因素。根据病程特点,可分稳定进展型、阶梯式进展型和复发-缓解型,未经治疗的病例神经功能缺损进行加重常超过 8 周。各种类型共同的临床表现如下。

1.运动障碍

出现对称性肢体无力,主要为肢体近端(如肩胛、上臂、大腿及骨盆带)的肌肉无力。某些患者肢体远端亦出现无力。肌张力低,腱反射减弱或消失。肌肉萎缩相对较轻,无肌肉自发性疼痛或痛性痉挛。躯干肌及呼吸肌很少受累。

2.感觉障碍

感觉障碍呈对称性,表现为肢体远端的针刺样疼痛、麻木、烧灼感,检查可见深、浅感觉均减退或丧失,可出现感觉性共济失调。

3.脑神经障碍

表现面肌无力、复视及吞咽困难,偶见视盘水肿。

4.自主神经功能障碍

主要是肢体皮肤营养改变,如变薄、少汗,霍纳征及括约肌功能障碍少见。

(四)辅助检查

1.脑脊液检查

呈蛋白-细胞分离,在复发期蛋白升高较明显。鞘内 IgG 合成率升高,部分患者寡克隆带呈阳性。

2.电生理检查

肌电图可有纤颤、正锐波,NCV、末端潜伏期、F 波等神经传导指标的减慢较 AIDP 严重。

3.病理检查

腓肠神经活检可见炎症性节段性脱髓鞘及髓鞘再生,形成"洋葱头样"改变等典型表现,但也有以轴突变性为主的病例。

(五)诊断

(1)病程至少 2 个月。

(2)有进展或反复发作的对称性肢体运动感觉障碍,可有脑神经受累,单纯运动或感觉受累为少见情况。

(3)反射减弱或消失。

(4)神经电生理检查表现 NCV 减慢、末端潜伏期和 F 波延长。

(5)脑脊液蛋白-细胞分离。

(6)诊断困难时可行神经活检,表现出明确的脱髓鞘和髓鞘再生、"洋葱头"样肥大神经形成等。

(7)糖皮质激素治疗有效。

(六)鉴别诊断

1.AIDP

AIDP 急性起病,多在 1 个月内进展至高峰,而后逐渐恢复,常有脑神经和呼吸肌受累。CIDP 则病情持续进展超过 2 个月,甚至达数年,恢复常不完全,激素治疗的效果明显。

2.中毒与代谢性疾病引起的神经病

患者有应用异烟肼、呋喃类等药物的历史或毒物接触史,或可明确诊断糖尿病、尿毒症、肢端肥大症、甲状腺功能减退等疾病。

3.副肿瘤性神经病

感觉损害的症状较明显,表现出肢体远端向近端发展的疼痛,深、浅感觉减退或消失,可出现感觉性共济失调,少数患者有脑脊液蛋白-细胞分离。血清可检出与肿瘤有关的自身抗体(Hu 抗体),部分患者经肿瘤治疗好转后,其神经病也出现好转,也可因抗肿瘤药物的毒性作用无好转或恶化。对中年以上多发性神经病患者需详细检查,排除肿瘤。

4.多灶性运动神经病(multifocal motor neuropathy,MMN)

多灶性运动神经病也称为伴有多灶传导阻滞的运动神经病(motor neuropathy

with multifocal conduction block），是一种仅累及运动神经的不对称性脱髓鞘性神经病，表现不对称性分布的肌无力、肌萎缩，反射减弱或消失，少数患者有脑神经受累、电生理有传导阻滞和 F 波异常。发病机制与自身免疫有关，激素治疗无效，环磷酰胺或 IVIG 治疗有效。

5.结缔组织病引起的多发性神经病

该病表现四肢运动、感觉障碍，尚伴有原发病表现：发热、面部蝶形红斑、关节疼痛。辅助检查提示脏器损害，血中自身抗体阳性。

（七）治疗

（1）皮质激素：泼尼松最为常用，每次 100 mg，每天早晨服用 1 次，3～4 周视病情改为隔天用药并逐渐减量维持，如果症状恶化，可以重复应用大剂量。缓解期也应低剂量维持。

（2）免疫抑制剂：激素治疗失败者可用环磷酰胺，每天 2 mg/kg，或用硫唑嘌呤 3 mg/kg，对部分患者有效，需注意对骨髓造血功能的影响。

（3）IVIG 0.4 mg/(kg·d)，连用 5 天。与小剂量激素合用可维持更长时间的疗效。

（4）PE 为 CIDP 的首选治疗，疗程为 6 周，前 3 周每周 2 次，后 3 周每周 1～2 次，之后可定期进行 PE 治疗。

（八）预后

有关该病的死亡率文献报道不一，Dyck 等对 53 例 CIDP 的长期随访研究显示，患者发病后 2～19 年有 6 例（11％）因并发症死亡，3 例死于其他疾病。截至研究的最后观察日期，将已死亡病例按死前神经功能状态计算，完全恢复的占 4％，可行走、能工作但留有轻至中度神经损害的占 60％，可行走但不能工作的占 8％，困于轮椅及长期卧床的占 28％。

第四章

遗传与变性疾病

第一节　阿尔茨海默病

痴呆是由于脑功能障碍所致获得性、持续性认知功能障碍综合征。痴呆患者具有以下认知领域中至少 3 项受损：记忆、计算、定向力、注意力、语言、运用、视空间技能、执行功能及精神行为异常，并且其严重程度已影响到患者的日常生活、社会交往和工作能力。

一、老年期痴呆常见的病因

(一)神经系统变性性疾病

阿尔茨海默病、额颞叶痴呆、亨廷顿病、帕金森痴呆、进行性核上性麻痹、关岛-帕金森痴呆综合征、脊髓小脑变性、自发性基底节钙化、纹状体黑质变性、异染性脑白质营养不良和肾上腺脑白质营养不良等。

(二)血管性疾病

脑梗死、脑动脉硬化(包括腔隙状态和 Binswanger 病)、脑栓塞、脑出血、血管炎症(如系统性红斑狼疮与 Behcet 综合征)、脑低灌注。

(三)外伤

外伤后脑病、拳击家痴呆。

(四)颅内占位

脑瘤(原发性、继发性)、脑脓肿及硬膜下血肿。

(五)脑积水

交通性脑积水(正常颅压脑积水)及非交通性脑积水。

(六)内分泌和营养代谢障碍性疾病

甲状腺、肾上腺、垂体和甲状旁腺功能障碍引起的痴呆；低血糖反应、糖尿病、肝性脑病、非 Wilson 肝脑变性、Wilson 病、尿毒症性脑病、透析性痴呆、脂代谢紊乱、卟啉血症、严重贫血、缺氧(心脏病、肺功能衰竭)、慢性电解质紊乱和肿瘤；维生素 B_{12}、维生素 B_6 及叶酸缺乏。

(七)感染

艾滋病、真菌性脑膜脑炎、寄生虫性脑膜脑炎、麻痹性痴呆、其他各种脑炎后遗症、亚急性海绵状脑病、Gerstmann-Strausler 综合征和进行性多灶性白质脑病。

(八)中毒

酒精、某些药物(抗高血压药、肾上腺皮质激素类、非固醇类抗感染药、抗抑郁药、锂、抗胆碱制剂、巴比妥类和其他镇静安眠药、抗惊厥药、洋地黄制剂、抗心律失常药物、阿片类药物及多种药物滥用)。

(九)工业毒物和金属

铝、砷、铅、金、铋、锌、一氧化碳、有机溶剂、锰、甲醇、有机磷、汞、二硫化碳、四氯化碳、甲苯类、三氯甲烷。

阿尔茨海默病(Alzheimer's disease,AD)是一种以认知功能障碍、日常生活能力下降以及精神行为异常为特征的神经系统退行性疾病,是老年期痴呆最常见的原因之一。其特征性病理改变为老年斑、神经原纤维缠结和选择性神经元与突触丢失。临床特征为隐袭起病及进行性认知功能损害。记忆障碍突出,可有视空间技能障碍、失语、失算、失用、失认及人格改变等,并导致社交、生活或职业功能损害。病程通常为 4~12 年。绝大多数阿尔茨海默病为散发性,约 5% 有家族史。

二、流行病学

阿尔茨海默病发病率随年龄增长而逐步上升。欧美国家 65 岁以上老人阿尔茨海默病患病率为 5%~8%,85 岁以上老人患病率高达 47%~50%。我国 60 岁以上人群阿尔茨海默病患病率为 3%~5%。目前我国约有 500 万痴呆患者,主要是阿尔茨海默病患者。发达国家未来 50 年内阿尔茨海默病的发病率将增加 2 倍。预计到 2025 年全球将有 2 200 万阿尔茨海默病患者,到 2050 年阿尔茨海默病患者将增加到 4 500 万。发达国家阿尔茨海默病已成为仅次于心血管病、肿瘤和卒中而位居第 4 位的死亡原因。

三、病因学

(一)遗传学因素——基因突变学说

迄今已筛选出 3 个阿尔茨海默病相关致病基因和 1 个易感基因,即第 21 号染色体的淀粉样前体蛋白(β amyloid precursor protein,APP)基因、第 14 号染色体的早老素 1(presenilin1,PS-1)基因、第 1 号染色体的早老素 2(presenilin2,PS-2)基因和第 19 号染色体的载脂蛋白 E(apolipoprotein E,apoE)ε4 等位基因。前三者与早发型家族性阿尔茨海默病有关,apoEε4 等位基因是晚发性家族性阿尔茨海默病的易感基因。

(二)非遗传因素

脑外伤、感染、铝中毒、吸烟、高热量饮食、叶酸不足、受教育水平低下及一级亲属中有唐氏综合征等都会增加阿尔茨海默病患病风险。

四、发病机制

目前针对阿尔茨海默病的病因及发病机制有多种学说,如淀粉样变级联假说、tau 蛋白过度磷酸化学说、神经递质功能障碍学说、自由基损伤学说、钙平衡失调学说等。但任何一种学说都不能完全解释阿尔茨海默病所有的临床表现。

(一)淀粉样变级联假说

脑内 β 淀粉样蛋白(β amyloid,Aβ)产生与清除失衡所致神经毒性 Aβ(可溶性 Aβ 寡聚体)聚集和沉积启动阿尔茨海默病病理级联反应,并最终导致神经原纤维缠结和神经元丢失。Aβ 的神经毒性作用包括破坏细胞内 Ca^{2+} 稳态、促进自由基的生成、降低 K^+ 通道功能、增加炎症性细胞因子引起的炎症反应,并激活补体系统、增加脑内兴奋性氨基酸(主要是谷氨酸)的含量等。

(二)tau 蛋白过度磷酸化学说

神经原纤维缠结的核心成分为异常磷酸化的 tau 蛋白。阿尔茨海默病脑内细胞信号转导通路失控,引起微管相关蛋白——tau 蛋白过度磷酸化、异常糖基化以及泛素蛋白化,使其失去微管结合能力,自身聚集形成神经原纤维缠结。

(三)神经递质功能障碍

脑内神经递质活性下降是重要的病理特征。可累及乙酰胆碱系统(ACh)、兴奋性氨基酸、5-羟色胺、多巴胺和神经肽类等,尤其是基底前脑胆碱能神经元减少,海马突触间隙 ACh 合成、储存和释放减少,谷氨酸的毒性作用增加。

(四)自由基损伤学说

阿尔茨海默病脑内超氧化物歧化酶活性增强,脑葡萄糖-6-磷酸脱氢酶增多,脂质过氧化,造成自由基堆积。后者损伤生物膜,造成细胞内环境紊乱,最终导致细胞凋亡;损伤线粒体造成氧化磷酸化障碍,加剧氧化应激;改变淀粉样蛋白代谢过程。

(五)钙稳态失调学说

阿尔茨海默病患者神经元内质网钙稳态失衡,使神经元对凋亡和神经毒性作用的敏感性增强;改变 APP 剪切过程;导致钙依赖性生理生化反应超常运转,耗竭 ATP,产生自由基,造成氧化损伤。

(六)内分泌失调学说

流行病学研究结果表明,雌激素替代疗法能降低绝经妇女患阿尔茨海默病的危险性,提示雌激素缺乏可能增加阿尔茨海默病发病率。

(七)炎症反应

神经毒性 Aβ 通过与特异性受体如糖基化蛋白终产物受体、清除剂受体和丝氨酸蛋白酶抑制剂酶复合物受体结合,活化胶质细胞。后者分泌补体、细胞因子及氧自由基,启动炎症反应,形成由 Aβ、胶质细胞以及补体或细胞因子表达上调等共同构成的一个复杂的炎性损伤网络,促使神经元变性。

五、病理特征

本病的病理特征大体上呈弥散性皮质萎缩,尤以颞叶、顶叶、前额区及海马萎缩明显。脑回变窄,脑沟增宽,脑室扩大。镜下改变包括老年斑(senile plaque,SP)、神经原纤维缠结(neurofibrillary tangles,NFT)、神经元与突触丢失、反应性星形胶质细胞增生、小胶质细胞活化以及血管淀粉样变。老年斑主要存在于新皮质、海马、视丘、杏仁核、尾状核、豆状核、Meynert 基底核与中脑。镜下表现为退变的神经轴突围绕淀粉样物质组成细胞外沉积物,形成直径 $50\sim200\ \mu m$ 的球形结构。主要成分为 Aβ、早老素 1、早老素 2、α_1 抗糜蛋白酶、apoE 和泛素等。神经原纤维缠结主要成分为神经元胞质中过度磷酸化的 tau 蛋白和泛素的沉积物,以海马和内嗅区皮质最为常见。其他病理特征包括:海马锥体细胞颗粒空泡变性,轴索、突触异常断裂和皮质动脉及小动脉淀粉样变等。

六、临床表现

本病通常发生于老年或老年前期,隐匿起病,缓慢进展。以近记忆力减退为首发症状,逐渐累及其他认知领域,并影响日常生活与工作能力。早期对生活丧失主动性,对工作及日常生活缺乏热情。病程中可出现精神行为异常,如幻觉、妄想、焦虑、抑郁、攻击、收藏、偏执、易激惹性、人格改变等。最常见的是偏执性质的妄想,如被窃妄想、认为配偶不忠有意抛弃其的妄想。随痴呆进展,精神症状逐渐消失,而行为学异常进一步加剧,如大小便失禁、不知饥饱等,最终出现运动功能障碍,如肢体僵硬、卧床不起。1996 年国际老年精神病学会制定了一个新的疾病现象术语,即"痴呆的行为和精神症状"(the behavioral and psychological symptoms of dementia,BPSD),来描述痴呆过程中经常出现的知觉、思维内容、心境或行为紊乱综合征。这是精神生物学、心理学和社会因素综合作用的结果。

七、辅助检查

(一)神经影像学检查

头颅 MRI:早期表现为内嗅区和海马萎缩。质子磁共振频谱(^{1}H-megnetic resonance spectroscoper,^{1}H-MRS):对阿尔茨海默病早期诊断具有重要意义,表现为扣带回后部皮质肌醇(myo-inositol,mI)升高。额颞顶叶和扣带回后部出现 N-乙酰门冬氨酸(N-acetylaspartate,NAA)水平下降。SPECT 及 PET:SPECT 显像发现额颞叶烟碱型 AChR 缺失以及额叶、扣带回、顶叶及枕叶皮质 5-HT 受体密度下降。PET 显像提示此区葡萄糖利用下降。功能性磁共振成像(functional MRI,fMRI):早期阿尔茨海默病患者在接受认知功能检查时相应脑区激活强度下降或激活区范围缩小和远处部位的代偿反应。

(二)脑脊液蛋白质组学

脑脊液存在一些异常蛋白的表达,如 apoE、tau 蛋白、APP 及 AChE 等。

(三)神经心理学特点

神经心理学特点通常表现为多种认知领域功能障碍和精神行为异常,以记忆障碍为突出表现,并且日常生活活动能力受损。临床常用的痴呆筛查量表有简明智能精神状态检查量表(mini-mental state examination,MMSE)、画钟测验和日常生活能力量表等。痴呆诊断常用量表有记忆测查(逻辑记忆量表或听觉词语记忆测验)、注意力测查(数字广度测验)、言语流畅性测验、执行功能测查(stroop 色词-干扰测验或威斯康星卡片分类测验)和神经精神科问卷。痴呆严重程度评定量表有临床痴呆评定量表（clinical dementia rating，CDR）和总体衰退量表（global deterioration scale，GDS）。总体功能评估常用临床医师访谈时对病情变化的印象补充量表（CIBIC-Plus）。额叶执行功能检查内容包括启动（词语流畅性测验）、抽象（谚语解释、相似性测验）、反应-抑制和状态转换（交替次序、执行-不执行、运动排序测验、连线测验和威斯康星卡片分类测验）。痴呆鉴别常用量表有 Hachinski 缺血量表评分（HIS）及汉密尔顿焦虑、抑郁量表。

1.记忆障碍

记忆障碍是阿尔茨海默病典型的首发症状，早期以近记忆力减退为主。随病情进展累及远记忆力。情景记忆障碍是筛选早期阿尔茨海默病的敏感指标。

2.其他认知领域功能障碍

其他认知领域功能障碍表现为定向力、判断与思维、计划与组织能力、熟练运用及社交能力下降。

3.失用

失用包括结构性失用（画立方体）、观念-运动性失用（对姿势的模仿）和失认、视觉性失认（对复杂图形的辨认）、自体部位辨认不能（手指失认）。

4.语言障碍

阿尔茨海默病早期即存在不同程度的语言障碍。核心症状是语义记忆包括语义启动障碍、语义记忆的属性概念和语义/词类范畴特异性损害。阿尔茨海默病患者对特定的词类（功能词、内容词、名词、动词等）表现出认知失常，即词类范畴特异性受损。可表现为找词困难、命名障碍和错语等。

5.精神行为异常

阿尔茨海默病病程中常常出现精神行为异常，如幻觉、妄想、焦虑、易激惹及攻击等。疾病早期往往有较严重的抑郁倾向，随后出现人格障碍、幻觉和妄想，虚构不明显。

6.日常生活活动能力受累

阿尔茨海默病患者由于失语、失用、失认、计算不能，通常不能继续原来的工作，不能继续理财。疾病晚期出现锥体系和锥体外系病变，如肌张力增高、运动迟缓及姿势异常。最终患者可呈强直性或屈曲性四肢瘫痪。

（四）脑电图检查

早期 α 节律丧失及电位降低，常见弥散性慢波，且脑电节律减慢的程度与痴呆严重程度相关。

八、诊断标准

(一)美国《精神障碍诊断与统计手册》第 4 版制定的痴呆诊断标准

(1)多个认知领域功能障碍。①记忆障碍:学习新知识或回忆以前学到的知识的能力受损。②以下认知领域至少有 1 项受损:失语;失用;失认;执行功能损害。

(2)认知功能障碍导致社交或职业功能显著损害,或者较原有水平显著减退。

(3)隐匿起病,认知功能障碍逐渐进展。

(4)同时排除意识障碍、神经症、严重失语以及脑变性疾病(额颞叶痴呆、路易体痴呆以及帕金森痴呆等)或全身性疾病所引起的痴呆。

(二)阿尔茨海默病临床常用的诊断标准

阿尔茨海默病临床常用的诊断标准有 DSM-Ⅳ-R、ICD-10 和 1984 年 Mckhann等制定的美国国立神经病学或语言障碍和卒中-老年性痴呆及相关疾病协会研究用诊断标准(NINCDS-ADRDA),将阿尔茨海默病分为肯定、很可能、可能等不同等级。

1.临床很可能(probable)阿尔茨海默病

(1)痴呆:老年或老年前期起病,主要表现为记忆障碍和一个以上其他认知领域功能障碍(失语、失用和执行功能损害),造成明显的社会或职业功能障碍。认知功能或非认知功能障碍进行性加重。认知功能损害不是发生在谵妄状态,也不是由于其他引起进行性认知功能障碍的神经系统或全身性疾病所致。

(2)支持诊断:单一认知领域功能如言语(失语症)、运动技能(失用症)、知觉(失认症)的进行性损害;日常生活能力损害或精神行为学异常;家族史,尤其是有神经病理学或实验室证据者;非特异性 EEG 改变如慢波活动增多;头颅 CT 示有脑萎缩。

(3)排除性特征:突然起病或卒中后起病。病程早期出现局灶性神经功能缺损体征如偏瘫、感觉缺失、视野缺损、共济失调。起病时或疾病早期出现抽搐发作或步态障碍。

2.临床可能(possible)阿尔茨海默病

临床可能阿尔茨海默病有痴呆症状,但没有发现足以引起痴呆的神经、精神或躯体疾病;在起病或病程中出现变异;继发于足以导致痴呆的躯体或脑部疾病,但这些疾病并不是痴呆的病因;在缺乏可识别病因的情况下出现单一的、进行性加重的认知功能障碍。

3.肯定阿尔茨海默病

符合临床很可能痴呆诊断标准,并且有病理结果支持。

根据临床痴呆评定量表、韦氏成人智力量表(全智商)可把痴呆分为轻度、中度和重度痴呆3级。具体标准有以下几点。

(1)轻度痴呆:虽然患者的工作和社会活动有明显障碍,但仍有保持独立生活能力,并且个人卫生情况良好,判断能力几乎完好无损。全智商55~70。

(2)中度痴呆:独立生活能力受到影响(独立生活有潜在危险),对社会和社会交往的判断力有损害,不能独立进行室外活动,需要他人的某些扶持。全智商40~54。

(3)重度痴呆:日常生活严重受影响,随时需要他人照料,即不能维持最低的个人卫生,患者已变得语无伦次或缄默不语,不能做判断或不能解决问题。全智商40以下。

九、鉴别诊断

(一)血管性痴呆

血管性痴呆可突然起病或逐渐发病,病程呈波动性进展或阶梯样恶化。可有多次卒中史,既往有高血压、动脉粥样硬化、糖尿病、心脏疾病、吸烟等血管性危险因素。通常有神经功能缺损症状和体征,影像学上可见多发脑缺血软化灶。每次脑卒中都会加重认知功能障碍。早期记忆功能多正常或仅受轻微影响,但常伴有严重的执行功能障碍,表现为思考、启动、计划和组织功能障碍,抽象思维和情感也受影响;步态异常常见,如步态不稳、拖曳步态或碎步。

(二)Pick 病

与 Pick 病鉴别具有鉴别价值的是临床症状出现的时间顺序。Pick 病早期出现人格改变、言语障碍和精神行为学异常,遗忘出现较晚。影像学上以额颞叶萎缩为特征。约 1/4 的患者脑内存在 Pick 小体。阿尔茨海默病患者早期出现记忆力、定向力、计算力、视空间技能和执行功能障碍。人格与行为早期相对正常。影像学上表现为广泛性皮质萎缩。

(三)路易体痴呆

路易体痴呆主要表现为波动性持续(1~2 天)认知功能障碍、鲜明的视幻觉和帕金森综合征。视空间技能、近事记忆及注意力受损程度较阿尔茨海默病患者严重。以颞叶、海马、扣带回、新皮质、黑质及皮质下区域广泛的路易体为特征性病理改变。病程 3～8 年。一般对镇静剂异常敏感。

(四)增龄性记忆减退

50 岁以上的社区人群约 50% 存在记忆障碍。此类老年人可有记忆减退的主诉,主要影响记忆的速度与灵活性,但自知力保存,对过去的知识和经验仍保持良好。很少出现计算、命名、判断、思维、语言与视空间技能障碍,且不影响日常生活活动能力。神经心理学测查证实其记忆力正常,无精神行为学异常。

(五)抑郁性神经症

抑郁性神经症是老年期常见的情感障碍性疾病,鉴别如表 4-1。

表 4-1　真性痴呆与假性痴呆鉴别

类别	假性痴呆	真性痴呆
起病	较快	较缓慢
认知障碍主诉	详细、具体	不明确
痛苦感	强烈	无
近事记忆与远事记忆	丧失同样严重	近事记忆损害比远事记忆严重
界限性遗忘	有	无
注意力	保存	受损
典型回答	不知道	近似性错误
对能力的丧失	加以夸张	隐瞒
简单任务	不竭力完成	竭力完成
对认知障碍的补偿	不设法补偿	依靠日记、日历设法补偿
同样困难的任务	完成有明显的障碍	普遍完成差
情感	受累	不稳定,浮浅
社会技能	丧失较早,且突出	早期常能保存
定向力检查	常答"不知道"	定向障碍不常见
行为与认知障碍严重程度	不相称	相称
认知障碍夜间加重	不常见	常见
睡眠障碍	有	不常有
既往精神疾病史	常有	不常有

抑郁性神经症诊断标准(《中国精神疾病分类方案与诊断标准》第 2 版,CCMD-Ⅱ-R)有以下几点。

1.症状

心境低落每天出现,晨重夜轻,持续2周以上,至少有下述症状中的4项。①对日常活动丧失兴趣,无愉快感;精力明显减退,无原因的持续疲乏感。②精神运动性迟滞或激越。伴发精神症状如焦虑、易激惹、淡漠、疑病症、强迫症状或情感解体(有情感却泪流满面地说我对家人无感情)。③自我评价过低、自责、内疚感,可达妄想程度。④思维能力下降、意志行为减退、联想困难。⑤反复想死的念头或自杀行为。⑥失眠、早醒、睡眠过多。⑦食欲缺乏,体重明显减轻或性欲下降。⑧性欲减退。

2.严重程度

社会功能受损;给本人造成痛苦和不良后果。

3.排除标准

不符合脑器质性精神障碍、躯体疾病与精神活性物质和非依赖性物质所致精神障碍;可存在某些分裂性症状,但不符合精神分裂症诊断标准。

(六)轻度认知功能损害(mild cognitive impairment,MCI)

过去多认为MCI是介于正常老化与痴呆的一种过渡阶段,目前认为MCI是一种独立的疾病,患者可有记忆障碍或其他认知领域损害,但不影响日常生活。

(七)帕金森痴呆疾病

帕金森痴呆疾病早期主要表现为帕金森病典型表现,多巴类药物治疗有效。疾病晚期出现痴呆及精神行为学异常(错觉、幻觉、妄想及抑郁等)。帕金森痴呆属于皮质下痴呆,多属于轻中度痴呆。

(八)正常颅压性脑积水

正常颅压性脑积水常见于中老年患者,隐匿性起病。临床上表现为痴呆、步态不稳及尿失禁三联征。无头痛、呕吐及视盘水肿等症。腰穿脑脊液压力不高。神经影像学检查有脑室扩大的证据。

(九)亚急性海绵状脑病

亚急性海绵状脑病急性或亚急性起病,迅速出现智能损害,伴肌阵挛,脑电图在慢波背景上出现特征性三相波。

十、治疗

由于本病病因未明,至今尚无有效的治疗方法。目前仍以对症治疗为主。

(一)神经递质治疗药物

1.拟胆碱能药物

拟胆碱能药物主要通过抑制 AChE 活性,阻止 ACh 降解,提高胆碱能神经元功能。有 3 种途径加强胆碱能效应:ACh 前体药物、胆碱酯酶抑制剂(acetyl-cholinesterase inhibitor,AChEI)及胆碱能受体激动剂。

(1)补充 ACh 前体:包括胆碱及卵磷脂。动物实验表明,胆碱和卵磷脂能增加脑内 ACh 生成,但在阿尔茨海默病患者身上未得到证实。

(2)AChEI 为最常用和最有效的药物。通过抑制乙酰胆碱酯酶而抑制乙酰胆碱降解,增加突触间隙乙酰胆碱浓度。第一代 AChEI 他克林,由于肝脏毒性和胃肠道反应而导致临床应用受限。第二代 AChEI 有盐酸多奈哌齐、艾斯能、石杉碱甲、毒扁豆碱、加兰他敏、美曲磷脂等,具有选择性好、作用时间长等优点,是目前治疗阿尔茨海默病的首选药物。①盐酸多奈哌齐是治疗轻中度阿尔茨海默病的首选药物。开始服用剂量为 5 mg/d,睡前服用。如无不良反应,4~6 周后剂量增加到 10 mg/d。不良反应主要与胆碱能作用有关,包括恶心、呕吐、腹泻、肌肉痉挛、胃肠不适、头晕等,大多在起始剂量时出现,症状较轻,无肝毒性。②重酒石酸卡巴拉丁用于治疗轻中度阿尔茨海默病。选择性抑制皮质和海马 AChE 优势亚型-G1。同时抑制丁酰胆碱酯酶,外周胆碱能不良反应少。开始剂量 1.5 mg,每天 2 次或 3 次服用。如能耐受,2 周后增至 6 mg/d。逐渐加量,最大剂量 12 mg/d。不良反应包括恶心、呕吐、消化不良和食欲缺乏等,随着治疗的延续,不良反应的发生率降低。③石杉碱甲是我国学者从石杉科石杉属植物蛇足石杉(千层塔)提取出来的新生物碱,不良反应小,无肝毒性。适用于良性记忆障碍、阿尔茨海默病和脑器质性疾病引起的记忆障碍。0.2~0.4 mg/d,分 2 次口服。④加兰他敏:由石蒜科植物沃氏雪莲花和水仙属植物中提取的生物碱,用于治疗轻度阿尔茨海默病。推荐剂量为 15~30 mg/d,1 个疗程至少8~10 周。不良反应有恶心、呕吐及腹泻等。缓慢加大剂量可增强加兰他敏的耐受性。1 个疗程一般 8~10 周。无肝毒性。⑤美曲丰:属于长效 AChEI,不可逆性抑制中枢神经系统乙酰胆碱酯酶。胆碱能不良反应小,主要是胃肠道反应。⑥庚基毒扁豆碱:是毒扁豆碱亲脂性衍生物,属长效 AChEI。毒性仅为毒扁豆碱的 1/50,胆碱能不良反应小。推荐剂量 40~60 mg/d。

(3)胆碱能受体(烟碱受体或毒蕈碱受体)激动剂:以往研究过的非选择性胆碱能受体激动剂包括毛果芸香碱及槟榔碱等因缺乏疗效或兴奋外周 M 受体而产生不良反应,现已弃用。选择性作用于 M₁ 受体的新药正处于临床试验中。

2.N-甲基-D-天冬氨酸(NMDA)受体拮抗剂

此型代表药物有盐酸美金刚,用于中重度阿尔茨海默病治疗。

(二)以 Aβ 为治疗靶标

未来治疗将以 Aβ 为靶点减少脑内 Aβ 聚集和沉积作为药物干预的目标。包括减少 Aβ 产生、加快清除、阻止其聚集,或对抗 Aβ 的毒性和抑制它所引起的免疫炎症反应与凋亡的方法都成为合理的阿尔茨海默病治疗策略。

此类药物目前尚处于研究阶段。α 分泌酶激动剂不是首选的分泌酶靶点。APPβ 位点 APP 内切酶(beta site amyloid precursor protein cleavage enzyme, BACE)1 和高度选择性 γ 分泌酶抑制剂可能是较好的靶途径。

1.Aβ 免疫治疗

Aβ42 主动免疫阿尔茨海默病小鼠模型能清除脑内斑块,并改善认知功能。Aβ 免疫治疗的可能机制:抗体 FC 段受体介导小胶质细胞吞噬 Aβ 斑块、抗体介导的淀粉样蛋白纤维解聚和外周 Aβ 沉积学说。2001 年轻中度阿尔茨海默病患者 Aβ42 主动免疫Ⅰ期临床试验显示人体较好的耐受性。Ⅱ期临床试验结果提示,Aβ42 主动免疫后患者血清和脑脊液中出现抗 Aβ 抗体。ⅡA 期临床试验部分受试者出现血-脑屏障损伤及中枢神经系统非细菌性炎症。炎症的出现可能与脑血管淀粉样变有关。为了减少不良反应,可采取其他措施将潜在的危险性降到最低,如降低免疫剂量、诱发较为温和的免疫反应、降低免疫原的可能毒性、表位疫苗诱发特异性体液免疫反应,或是使用特异性被动免疫而不激发细胞免疫反应。通过设计由免疫原诱导的 T 细胞免疫反应,就不会直接对 Aβ 发生反应,因此不可能引起传统的 T 细胞介导的自身免疫反应。这种方法比单纯注射完整的 Aβ 片段会产生更多结构一致的 Aβ 抗体,并增强抗体反应。这一假设已经得到 APP 转基因鼠和其他种的动物实验的证实。将 Aβ 的第 16～33 位氨基酸进行部分突变后,也可以提高疫苗的安全性。通过选择性地激活针对 β 淀粉样蛋白的特异性体液免疫反应、改进免疫原等方法,避免免疫过程中所涉及的细胞免疫反应,可能是成功研制阿尔茨海默病疫苗的新方法。另外,人源化 Aβ 抗体的被动免疫治疗可以完全避免针对 Aβ 细胞反应。如有不良反应出现,可以停止给药,治疗药物会迅速从身体内被清除。虽然主动免疫能够改善阿尔茨海默病动物的精神症状,但那毕竟只是仅由淀粉样蛋白沉积引起行为学损伤的模型。Aβ42 免疫不能对神经原纤维缠结有任何影响。神经原纤维缠结与认知功能损伤密切相关。

2.金属螯合剂的治疗

Aβ 积聚在一定程度上依赖于 Cu^{2+}/Zn^{2+} 的参与。活体内螯合这些金属离子可以阻止 Aβ 聚集和沉积。抗生素氯碘羟喹具有 Cu^{2+}/Zn^{2+} 螯合剂的功能,治疗 APP 转基因小鼠数月后 Aβ 沉积大大减少。相关药物已进入Ⅱ期临床试验。

(三)神经干细胞(nerve stem cell,NSC)移植

NSC 临床应用最关键的问题是如何在损伤部位定向诱导分化为胆碱能神经元。目前,体内外 NSC 的定向诱导分化尚未得到很好的解决,尚处于实验阶段。

(四)Tau 蛋白与阿尔茨海默病治疗

以 Tau 蛋白为位点的药物研究和开发也成为国内、外学者关注的焦点。

(五)非胆碱能药物

长期大剂量吡拉西坦、茴拉西坦或奥拉西坦能促进神经元 ATP 合成,延缓阿尔茨海默病病程进展,改善命名和记忆功能。银杏叶制剂可改善神经元代谢,减缓阿尔茨海默病进展。双氢麦角碱:为 3 种麦角碱双氢衍生物的等量混合物,有较强的 α 受体阻断作用,能改善神经元对葡萄糖的利用。可与多种生物胺受体结合,改善神经递质传递功能。1~2 mg,每天 3 次口服。长期使用非类固醇抗感染药物能降低阿尔茨海默病的发病风险。选择性COX-2抑制剂提倡用于阿尔茨海默病治疗。辅酶 Q 和单胺氧化酶抑制剂司来吉林能减轻神经元细胞膜脂质过氧化导致的线粒体 DNA 损伤。他汀类药物能够降低阿尔茨海默病的危险性。钙通道阻滞药尼莫地平可通过调节阿尔茨海默病脑内钙稳态失调而改善学习和记忆功能。神经生长因子和脑源性神经营养因子能够改善学习、记忆功能和促进海马突触重建,减慢残存胆碱能神经元变性,现已成为阿尔茨海默病治疗候选药物之一。

(六)精神行为异常的治疗

一般选择安全系数高、不良反应少的新型抗精神病药物,剂量通常为成人的 1/4 左右。小剂量开始,缓慢加量。常用的抗精神病药物有:奥氮平(5 mg)、维斯通(1 mg)或思瑞康(50~100 mg),每晚一次服用,视病情而增减剂量。阿尔茨海默病患者伴发抑郁时首先应加强心理治疗,必要时可考虑给予小剂量抗抑郁药。

十一、预后

目前的治疗方法都不能有效遏制阿尔茨海默病进展。即使治疗病情仍会逐渐进展,通常病程为4~12 年。患者多死于并发症,如肺部感染、压疮和深静脉

血栓形成。加强护理对阿尔茨海默病患者的治疗尤为重要。

十二、康复与护理

康复应以护理和心理支持为主。通过行为治疗矫正患者各种不良行为如吸烟、饮酒及高盐高脂饮食等。对可能迷路的患者,衣兜里放置写有姓名、住址、联系电话等内容的卡片,防止走失。对于已经丧失环境适应能力的患者,应在家里护理,督促和训练进餐、穿衣、洗浴及如厕。同时合理地训练患者的记忆、理解、判断、计算和推理能力。必要时建立家庭病房,医务人员定期指导。医护人员和看护人员要与患者保持融洽的关系,给予患者安慰,取得信赖。鼓励患者参加适宜的社交活动,树立生活信心,消除心境低落和孤单感。

第二节　额颞叶痴呆

额颞叶痴呆(frontotemporal dementia,FTD)是始于中年的进行性痴呆,特点是缓慢发展的性格改变及社会性衰退(包括社会品行极度改变、释抑制行为)。随后出现智能、记忆和言语功能的损害,(偶然)伴有淡漠、欣快和锥体外系症状。神经病理学表现是选择性额叶或颞叶萎缩,而神经炎斑及神经纤维缠结的数量未超出正常的老龄化进程,社交及行为异常的表现出现在明显的记忆损害之前。目前已认为 FTD 是仅次于阿尔茨海默病和路易小体痴呆的另一种常见中枢神经系统退行性疾病,约占老年期痴呆人群 20%。由于对本病的认识不足,诊断上多将其划归在阿尔茨海默病或其他痴呆综合征,加上流行病调查资料有限,因此其诊断率可能远低于实际发病率。综合各国痴呆的尸检提示 FTD 的患病率为 1%～12%。

FTD 的发病年龄低于阿尔茨海默病,好发于老年前期,以 45～65 岁为多发年龄段。

FTD 可合并运动神经元病(motor neural disease,MND)或帕金森综合征。尽管与额颞叶变性有关的症状群很多,而且组织病理改变也不尽相同。但近年来,已倾向采用 FTD 这一诊断来概括这一临床综合征。

随着临床研究的进展,研究者提出了额颞叶退行性病变(frontotemporal lobar degeneration,FTLD)这一概念,包括 FTD、语义性痴呆(SD)和进行性非流畅性失语(progressive nonfluent aphasia,PNFA)。

一、病因和发病机制

FTD 的病因及发病机制尚不清楚。研究显示额颞叶痴呆与 Pick 病患者额叶及颞叶皮质5-HT能递质减少,推测额颞叶功能减退可能与 5-HT 系统改变有关。脑组织及脑脊液中 DA 释放也有下降,而未发现胆碱能系统异常。但有报道发现在不具有 Pick 小体的 FTD 患者的颞叶中,毒蕈碱样乙酰胆碱受体的数量明显减少,尤其是 M1 型受体。与突触前胆碱能神经元受损不同,这种胆碱受体神经元损害更为严重,并且胆碱酯酶抑制剂治疗无效。40%～50%患者有阳性家族史。在具有常染色体显性遗传家族的患者中,发现与 17 号染色体长臂17q6-22 有关。

(一)病因和发病机制

在 Pick 型和微空泡化型中观察到有 *tau* 基因突变,提示这两种病理类型有共同的基因基础。在临床表现为单纯额颞叶痴呆的患者中,观察到与 3 号染色体的突变有关,而额颞叶痴呆伴发运动神经元病的患者与 9 号染色体突变有关。其他的危险因素有电抽搐治疗和酒精中毒。

正常成年人脑表达有 6 种 tau 的异构体,这 6 种异构体是由单一基因编码,通过对外显子 2、3 和 10 的可变剪接(alternative splicing)而产生的。外显子 10 的编码决定了 tau 蛋白是含有 3 个还是 4 个微管结合重复片段(three or four microtubule binding repeats,3R-tau 或 4R-tau)。4R-tau 比3R-tau具有更强的刺激微管组装的能力,但也更容易被磷酸化而聚集形成双螺旋纤维细丝。在正常人脑中,3R-tau 和4R-tau的表达比例大约是 1,但在某些 17 号染色体连锁性额颞叶痴呆合并帕金森综合征(frontotemporal dementia with Parkinsonismlinked to chromosome17,FTDP-17)的患者,至少发现有 15 种发生在 *tau* 基因上的突变引起 tau 外显子10 的可变剪接失调,导致患者脑中 3R-tau 和 4R-tau 的比例失衡。此外,3R-tau/4R-tau比例失调不仅见于 FTD(3R-tau＞4R-tau),还见于进行性核上性麻痹(progressive supranuclear palsy,PSP)(3R-tau＜4R-tau)、基底节退行性病(corticobasal degeneration,3R-tau＜4R-tau)以及 Down 综合征(Down's syndrome,3R-tau＞4R-tau)。

常染色体显性遗传家族史的 FTD 患者中有 25%～40%可检测到微管相关蛋白 *tau*(*MAPT*)基因突变,包括第 9、10、11、12、13 外显子等位点突变。这种 tau 蛋白异常所致疾病,现又被命名为 tau 蛋白病(tauopa thies),它包括 FTD 和

PSP。但仍有 60％阳性家族史的 FTD 患者不能发现 *MAPT* 基因存在突变。

Morris(2001)对 22 个常染色体显性遗传的 FTD 的家族进行了 *tau* 基因突变分析,结果表明有半数的家族存在着位于 17q6-22 的 *tau* 基因突变,目前已发现 30 余个突变位点。病理上发现在神经元或胶质细胞有 tau 蛋白沉积的病例中,全部观察到 *tau* 基因突变。而另两个病理上分别表现为泛素沉积和细胞丢失伴空泡化的家族均未观察到 *tau* 基因突变。但由于来源于不同研究小组的报告提示 FTD 的基因突变的多相性,目前在 FTD 的基因突变类型、病理类型和临床类型之间还找不出一致性。

有关 FTD 精神症状神经生物学基质的研究甚少,影像学研究发现,有语言障碍的 FTD 患者左额-颞叶萎缩显著,而那些有行为综合征的 FTD 患者表现为双侧或右侧左额-颞叶病理改变。还有证据表明,攻击行为与 FTD 患者左侧眶额部皮质灌流减少有关。

(二)病理

FTD 脑部大体病理表现为双侧额叶,颞叶前端的局限性萎缩。有时可见纹状体、基底节、桥核、脑神经核和黑质改变,杏仁核与海马的 CA1 区有明显萎缩,而 Meynert 基底核相对完好。光镜下可见萎缩脑叶皮质神经元缺失、微空泡形成、胶质增生和海绵样变,这种改变以皮质Ⅱ层明显。神经元和胶质可见 tau 的沉积,部分神经元胞质内含有均匀的界限清楚的嗜银 Pick 小体,约 15％病理出现 Pick 小体。此外还有其他病理改变,如老年斑、神经原纤维缠结或 Lewy 小体。FID 的组织学观察分为 3 种主要类型。

1.组织微空泡变类型

该型最常见,占全部病例的 60％,主要以皮层神经元的丢失和海绵样变性或表层神经毡的微空泡化为特征,胶质增生轻微,无肿胀的神经元,残留细胞内无 Pick 小体。边缘系统和纹状体可受累但轻微。

2.Pick 型

Pick 型约占 25％,表现为皮质神经元丢失,伴广泛和明显的胶质细胞增生、细胞微空泡化,残留细胞内可出现 Pick 小体,大多数病例中 tau 蛋白及泛素免疫组化染色阳性,边缘系统和纹状体受累可能比较严重。

3.混合型

混合型约占 15％,患者临床表现为 FTD 伴运动神经元病变,病理上多表现为微空泡化型,极少情况下为 Pick 型,同时伴有运动神经元病的组织病理改变。许多免疫组织化学方法有助于 FTD 的诊断和排除诊断,tau 蛋白抗体免疫组化染色是诊断 FTD 的最基本方法,泛素免疫组化染色也作为常规检查的重要手段,因部分 tau 染色阴性的组织可能会呈现泛素阳性。有些病例泛素染色可显示 Lewy 小体,此时采用 α-共核蛋白(α-synuclein)免疫组化染色可排除路易体痴呆。

由于目前对 FTD 的退行性病变发生及进展的机制并不清楚,对 FTD 的病理诊断有一定的局限性。而且 FTD 众多的临床症群中并不全部具有相应的病理改变。采用病理诊断的手段主要是用于确定病理改变的部位,累及的范围及程度,排除我们已知的某些疾病,并试图确立与某些症群相关的病理基础,如 FTD 的去抑制症状与眶额和颞叶前端受累有关。情感淡漠提示病变累及额极及后外侧额叶皮层,刻板性动作的出现与纹状体及颞叶的累及有关,颞叶新皮层尤其颞叶中下回的损害与语义性痴呆有关。另外有些研究表明半球病变的非对称性受累可影响其行为学表现,右半球病变与患者社会性行为异常改变相关。

最近研究发现,FTD 特别是 17-染色体关联的 FTD[即连锁于 17 号染色体伴帕金森综合征的额颞叶痴呆(hereditary frontotemporal dementia with Parkinsonismlinked to chromosome,简称 FTDP-17)],呈常染色体显性遗传,在第 17 号染色体上已发现 *Tau* 基因编码区和内含子的多个错义和缺失突变,导致 tau 蛋白功能改变、过度磷酸化,形成 FTDP-17 病理性 tau 蛋白,引起了额颞叶痴呆和帕金森综合征表现)。FTDP-17 病理性 tau 蛋白等位基因的发现强烈表明病理性 tau 蛋白是神经退行性病变的一个主要原因,或者至少与一些病理心理学表现形式有关。

二、临床表现

(一)症状

行为改变可能是由于前额皮质和皮质下边缘系统密集连接变化所致,这些区域是产生和调节人类行为特别是情绪和人格特质的脑部重要结构。行为改变是 FTD 的主要症状,称为行为型 FTD 综合征,包括行为脱抑制、冲动和粗鲁的社会行为。在行为型 FTD 综合征中,还有各种不同的症状:①脱抑制综合征,脱抑制、随境转移和无目的的活动过多,这些症状与扣带前回额叶和颞叶萎缩有关联。②淡漠综合征,情感淡漠、缺乏活力和意志丧失,发生于额叶广泛萎缩并延续到额颞叶皮质。

由于 FTD 隐袭性起病,渐进性发展,且早期记忆力和空间定向力保留,故早期难以辨认。FTD 最早最常见的症状是人格和行为的变化。至中晚期,主要临床特征为有明显的性格和行为异常、明显的语言障碍。

1.FTD早期的临床表现

(1)社会人际交往能力下降:表现为不遵循社会行为道德规范,脱抑制,有放纵自身行为。

(2)个人行为障碍:表现为明显偏离日常行为表现,出现消极,懒惰,或者有时表现为活动过度,如徘徊等。

(3)表达能力下降:表现为不能描述个人的症状,在遇上困难时不能表达自己的要求;而记忆和空间定向力早期相对保留。

2.FTD中晚期的临床表现

(1)情感障碍:情感迟钝,表现为丧失表达感情的能力,如不能表达个人的喜怒哀乐,社会情感障碍表现为局促不安,缺乏同情心。

(2)言语障碍:较为明显,表现为表达困难,而模仿能力相对保留。刻板性使用单句、词甚至是某个音节,最后患者多出现缄默状态。

(3)行为障碍:可有刻板性的动作,如不自主搓手、跺脚等。使用物品的行为异常表现为"利用行为",即患者仅去抓拿、使用出现在他们视野中的物品,而不管该物品是否合适,如患者可能去端眼前的空杯子喝酒。

(4)饮食紊乱:饮食习惯常改变,表现为食欲增加,爱吃甜食。

(5)控制能力削弱:思维僵化,固执,注意力涣散和冲动行为。

(6)Kluve-Buay综合征:即表现为额叶损害症状,常见摸索行为、抓握反射、口探索症,强迫探索周围物体(抓、摸眼前物体)。

(7)幻觉:与其他痴呆相比,FTD的幻觉比较少见。

(8)人格改变:表现为不修边幅,不讲卫生。

由于FTD患者的认知状态相对正常,空间和时间准确定位可维持很长时间,经常惹是生非,家属因难以忍受他们这种异常行为而前来就诊者较多。这类患者在晚期可出现运动障碍,加之以前与家属成员积怨较多,缺乏照料,往往生活质量十分低劣。

(二)分型

目前的临床分型主要根据早期临床表现,也有根据影像学资料和病理变化分型。

1.行为型 FTD(behavioral FTD)

行为型FTD占FTD的40%～60%。该型以进行性人格特征和行为改变为标记,空间技能和记忆相对保留。患者内省力缺失,不能意识到自己疾病的发展,对自身的人格改变不关心、不苦恼。临床表现为性兴趣明显增加或减退,失抑制性如愚蠢样、无目的活动过度、使用物品的行为异常、不恰当的诙谐,以及个人卫生和修饰能力下降。不过,偶尔有患者能够获得或利用艺术或音乐技能,特别是FTD的"颞叶变异者"。部分患者表现为刻板、仪式样行为。40%～65%有冲动行为,情感淡漠、不关心、冷淡、兴趣减退、人际疏远以及缺乏同情心也较常见,而抑郁症状相对少见。

失抑制性的FTD病理改变主要限于额眶中和颞前区;而淡漠性的病理改变多半在右侧额叶,也遍及额叶并向额皮质背外侧延伸;刻板性行为的FTD病理改变主要为纹状体变化以及皮质(以颞叶为主而非额叶)受累。

2.语义性痴呆(semantic dementia,SD)

有关SD的患病比例报道颇不一致,为6%～40%。SD以言语障碍为特征,即言语缺乏流畅性、词义丧失、找词时的停顿或语义性言语错乱,知觉障碍主要表现为家庭成员脸面再认或物体命名损害。而知觉对比、模仿画图、单词的重复应用、根据音标调整单词的听写能力均保持。SD总伴有颞叶萎缩,但颞叶萎缩并不是SD的唯一病理解释。SD病理表现可各种各样,有时可合并阿尔茨海默病。

3.原发性进行性失语(primary progressive aphasia,PPA)

PPA在FTD中的比例为2%～20%,其主要临床症状为慢性、进行性语言功能衰退,找词困难,说话流利性降低(非流利性失语)或踌躇不定,以及语言理解困难和构音障碍,痴呆发展比较晚。这种发病形式提示为左侧半球语言皮质存在局灶性病损(即左侧额颞叶),但影像学通常并不能发现脑萎缩。这种仅出现语言功能障碍而无明显认知功能衰退证据的病程可长达10～12年。PPA患者的痴呆发生率可能在数年后达到50%左右。

需要说明的是,在疾病后期,额颞叶变性、原发性进行性失语、语义性痴呆等,症状多重叠,不易分型。例如约有16%的FTD是SD与PPA的混合型。

三、检查

(一)临床检查

神经系统查体一般无局灶性阳性体征,或仅存有病理反射。可出现原始反射,如吸吮反射与强握反射,大小便失禁,低血压及血压不稳等躯体征。部分患者合并有帕金森病,可有肌强直及运动减少。部分患者合并有肌萎缩性侧索硬化症,可有该疾病的典型表现。

(二)神经心理学

FTD的神经心理学特征是执行功能受损、持续言语、排序功能障碍、反馈使用不当和额叶测试功能缺陷。表现为额叶相关的功能如抽象、计划和自我调控行为的严重异常,不能良好完成顺序动作。与阿尔茨海默病相比,FTD患者早期即出现判断力、解决问题能力、社会、家庭事务处理能力及自理能力等方面明显降低,建构和计算能力优于阿尔茨海默病患者,概念、空间和运用能力保留完好。所以日常生活能力量表评定(ADL)较阿尔茨海默病患者差,而记忆和计算能力优于阿尔茨海默病。在散发型、有家族史无 tau 基因突变和有 tau 基因突变的 3 类FTD中,淡漠在散发型与 tau 阴性组多见,tau 阴性组执行运用障碍更为多见,而抑郁、偏执、妄想等精神症状只见于散发型。

尽管FTD与阿尔茨海默病在症状学上有差异,但对于绝大多数常见的痴呆或其他痴呆性疾病来说,要把他们区别开来可能是困难的。那种生前被诊断为阿尔茨海默病,死后在病理学上诊断为FTD的情况并不少见。其中原因是那些符合FTD诊断的患者也可能符合 NI NCDS-ADRDA 中阿尔茨海默病的诊断。认知变化指明额叶功能受损,患者表现为注意缺陷,抽象思维贫乏,精神活动转移困难,这些现象可反映在额叶功能损害的神经心理测验中,如威斯康星卡片分类测试(WCST)、伦敦塔测试(tower of London test)或 Hanoi 塔测试(tower of Hanoi test)、线索标记测试(trail making test)和 Stroop 测试。

FTD各类亚型的认知损害也有差异,颞叶萎缩严重的FTD患者显示严重的语义记忆损害,而额叶萎缩明显的FTD患者表现为注意和执行功能的缺陷。虽然FTD的记忆障碍发生率较高,但患者通常能保留定向,甚至到了疾病晚期还能够良好地追踪最近某人所发生的事情,他们在顺行性记忆的测定上损害没有阿尔茨海默病明显。不过,顺行性记忆测试的具体操作有较多的变数,与认知功能测试不同,患者常不能根据"自由回忆"完成测试。在疾病晚期,伴随远期记忆的严重丧失,可发生明显的遗忘。因此,虽然严重遗忘是阿尔茨海默病最初的特征,但是由于FTD的疾病早期阶段就很有可能累及海马和内嗅区,遗忘也存在于许多FTD患者。FTD在音素流畅性任务(给予一个特殊的字,然后让受试者在有限的时间内尽可能说出更多单词的能力。如给予一个"公"字,可以有公正、公证、公信、公平等)和分类流畅性任务(在有限的时间内,说出归属于某种语义分类的词汇的能力,例如让患者说出动物的名称,狮、虎、豹等)的执行能力较差,甚至差于阿尔茨海默病患者,但他们又能够较好地进行图片命名、词-图匹配和其他一些语言测验。FTD与阿尔茨海默病最显著的差异是神经心理学结果显示 FTD 通常保持视觉空间能力。不过,神经心理学测试的操作可能会受到注意缺损、无效的补救策略、不良的组织能力、自我监督的缺乏和兴趣缺乏等因素干扰。

FTD 常常会受到优势半球不对称的影响,左脑受损的 FTD 显示词汇测定的操作能力较差,右侧 FTD 显示 IQ 测试和非词汇评定(例如设计流畅性、图片排列)的操作能力较差,以及 WCST 的持续反应数增加和概括力水平数下降。

对于 FTD,简易精神状态检查(MMSE)不是有用的筛检工具,因为严重受损的 FTD 患者(甚至在需要护理的时候)会显示正常的 26～30 的 MMSE 分值。有的研究发现 FTD 与阿尔茨海默病之间仅有词汇性顺行性记忆方面的差异。多数研究发现,在应用 MMSE 评定痴呆的严重性时,阿尔茨海默病患者仅存在非语言性测验如视觉结构、非词汇性记忆和计算等方面的操作缺陷。总体上,FTD 在执行功能和语言功能上的损害比记忆操作更严重,而阿尔茨海默病则相反。FTD 具有较好的编码功能,可以通过提示回忆,其记忆下降的速度要慢于阿尔茨海默病。FTD 可以根据 WAIS-R 的词汇(vocabulary)、积木图案(block design)亚测试配对联系学习评定与阿尔茨海默病鉴别,其精确率达 84%。

(三)神经影像学

Lund 和 Manchester 标准的效度一直以神经影像学为金标准来评定,其中与"口部活动过度、社交意识丧失、持续和刻板行为、进行性言语减少以及空间定向和行为能力保持"等有关的标准能够成功地区别 FTD 和阿尔茨海默病,但诸如"抑郁/焦虑、疑病、心理僵化、模仿言语、隐袭起病以及晚期缄默症"等标准则对 FTD 和阿尔茨海默病的鉴别诊断无帮助。

1.CT/常规 MRI

CT 发现 FTD 有对称或不对称性额颞叶萎缩,而半球后部相对正常,侧脑室可扩大,尾状核头部可见萎缩。根据病程不同,受累区域显示不同程度的萎缩,最终显示"刀片"样改变。不同亚型显示不同的区域萎缩:行为改变者显示右侧额叶萎缩,进行性失语显示优势半球外侧裂周围区域的萎缩。

MRI 在测定脑体积方面比 CT 优越,MRI 对局部脑萎缩的研究具有较好的空间解决能力、几乎没有颅骨伪影以及在 FTD 受累的眶额区和颞区更能提供证据,并可用于与阿尔茨海默病的鉴别。MRI 可发现 FTD 额颞叶的显著萎缩,当然也有例外,如顶叶萎缩。受累皮质下白质 T_2WI 呈现显著增强的信号。FTD 和阿尔茨海默病两者虽都有多部位的萎缩,但 FTD 在额中部和颞前区的萎缩较阿尔茨海默病明显。

虽然颞中叶萎缩与阿尔茨海默病有关,但 FTD 也能出现颞叶改变。行为型 FTD 在 MRI 的特征是右侧额叶萎缩,或者说 FTD 的行为表现可能与右侧额叶萎缩相关。阿尔茨海默病则显示两侧额叶萎缩。

PPA 最常见的结构特征是在 CT 或 MRI 上被描述为左外侧裂周围区域萎缩,更典型的表现是在前外侧裂周围区域。SD 的脑萎缩与之相反,更多地表现在后外侧裂周围区域。或者是颞中叶、颞内侧和颞的两极萎缩,萎缩在颞前叶最明显,颞后叶较轻。左侧颞叶萎缩比右侧颞叶或两侧颞叶更多见。

FTD 海马萎缩的类型和阿尔茨海默病不同,阿尔茨海默病表现为海马均匀性萎缩,而 FTD 表现为前端萎缩。

2.磁共振波谱法

与阿尔茨海默病相鉴别的另一有效手段是磁共振波谱法(MRS),MRS 为研究活体人脑内大量精神药物及代谢物提供了有用的方法,使用锂-7MRS 和氟-19MRS 已经获取精神药物对于靶器官(如大脑)的药代动力学和药效动力学特点资料。质子和磷-31MRS 可测量几种重要脑代谢物的脑内浓度,明显提高了人们对大量精神障碍病理生理学的认识。

MRS 对鉴别诊断可提供有价值的资料,MRS 显示 FTD 患者额叶乙酰天冬氨酸、谷氨酸和谷氨酰胺浓度下降比阿尔茨海默病显著,而肌醇浓度上升明显高于阿尔茨海默病患者,提示神经元丧失和胶质增生。MRS 对 FTD 与阿尔茨海默病的鉴别诊断准确率高达 92%。FTD 与阿尔茨海默病相比,FTD 患者额叶乙酰天冬氨酸浓度下降 28%,谷氨酸和谷氨酰胺下降 16%,肌醇上升 19%。

3.PET/SPECT

功能性影像学显示左侧 Sylvian 区低灌流是 PPA 或 SD 的特征,而行为型 FTD 则表现为右侧或双侧额叶低灌流。PET 检测发现,FTD 患者脑部代谢降低主要见于额前皮质的背外侧和腹侧、额极和扣带回前部区域,亦可见于双侧额叶前部、右侧顶叶下部和双侧纹状体。

SPECT 扫描可发现双侧对称性额颞叶的局限性异常。采用突触后多巴胺 D_2 受体的配体 123I-苯甲酰胺(123I-benzamide, 123I-BZM)SPECT 检查 FTD 和阿尔茨海默病,并与 99mTc-H MPAO SPECT 结果比较, 99mTc-H MPAO SPECT 提示阿尔茨海默病和 FTD 均呈额叶低灌注,而 123I-BZM SPECT 提示 FTD 额叶上部区域配体吸收率明显低于阿尔茨海默病,表明在 FTD 患者额叶皮质 DA 系统受损比阿尔茨海默病明显严重。

显示灌流特性的 HMPAO-SPECT 和显示代谢特征的 FDG-PET 研究典型

的显示额颞叶区功能下降,这些缺陷在 FTD 的早期就能看到,相反在阿尔茨海默病病例中,要到较晚时期才能看到(颞顶叶缺陷)。

(四)实验室检查

1.CSF

文献报道中有关 CSF 中 tau 蛋白浓度的结果大相径庭,或明显高于正常人群,明显低于健康对照者。而 Aβ-42 水平虽显著低于对照者,但又显著高于阿尔茨海默病患者。加上 CSF 中 tau 蛋白浓度与 MMSE 评分无关。因此,CSF 中 tau 蛋白和 Aβ-42 水平与 FTD 病情无相关性。CSF 星形细胞中的 S2100β,是一种钙结合蛋白,其浓度的升高可能反映 FTD 有明显的星形胶质细胞增生。但 S2100β 水平与 FTD 发病年龄、病情及病程等均无关。因此,S2100β 也不作为 FTD 的常规检查。

2.组织病理学

FTD 的萎缩皮质处,神经元数量明显减少,残存神经元呈现不同程度的变性、萎缩,其中胞体呈梨形膨大的变性细胞称之为 Pick 细胞,而其胞质内存在与细胞核大小相似、嗜银性球形的包涵体称之为 Pick 小体。检测 Pick 小体的最佳标志为 tau 染色抗体,泛素也存在于 Pick 小体内,但泛素标志与 tau 并不一致。电镜研究 Pick 小体主要由大量 tau 原纤维杂乱排列形成,对泛素、α-共核蛋白和 ApoE 等抗体也可着色。这些 tau 免疫反应、分散的微丝样物,呈狭窄、不规则卷曲的带状,宽度约 15 nm,交叉空间 >150 nm,且周围并无包膜。部分神经胶质细胞内也可发现有 Pick 小体样包涵物。

(五)电生理

疾病早期脑电图检查常表现为正常,在中晚期可见单侧或双侧额区或颞区出现局灶性电活动减慢,但无特异性诊断价值。P300 和 N400 均显示有认知功能缺损现象。

四、诊断和鉴别诊断

(一)诊断

由于本病临床、病理改变和基因类型之间缺乏一致性,在诊断上有难度。青壮年发病者有时可误诊为精神分裂症或心境障碍,而中老年发病者又容易与其他的变性疾病和系统疾病相混淆。其在症状学上最突出的特点为隐袭起病、进展性发展的行为异常和语言障碍。需除外中枢神经系统导致认知和行为异常的其他进行性疾病,如脑血管病性痴呆、帕金森病和进行性舞蹈病等。导致痴呆的系统疾病如甲状腺功能低下、人类免疫缺陷病毒感染等亦需除外。

既往诊断经典型 Pick 病必须在脑组织的神经元内观察到 Pick 小体,但大多数 FTD 并无 Pick 小体出现,而且 Pick 小体也可见于其他神经变性病,如皮质基底节变性(CBD)及进行性核上性瘫痪(PSP)等。所以,是否存在 Pick 小体对于 FTD 的诊断并无肯定价值。

有关 FTD 诊断标准尚不统一,DSM-Ⅳ没有单独的额颞叶痴呆诊断。ICD-10 和我国的 CCMD-3 虽然没有额颞叶痴呆诊断名称,但标出的匹克病(Pick disease)性痴呆实际性质与额颞叶痴呆相似,可供参考。

1.ICD-10 的匹克病性痴呆诊断标准

(1)进行性痴呆。

(2)突出的额叶症状,伴欣快、情感迟钝、粗鲁的社交行为、脱抑制以及淡漠或不能静止。

(3)异常的行为表现常在明显的记忆损害之前出现。

2.CCMD-3 的匹克病所致精神障碍诊断标准

起始于中年(常在 50～60 岁之间)的脑变性病导致的精神障碍,先是缓慢发展的行为异常、性格改变,或社会功能衰退,随后出现智能、记忆及言语功能损害,偶可伴有淡漠、欣快及锥体外系症状。神经病理学改变为选择性额叶或颞叶萎缩,而老年斑及神经原纤维缠结的数量未超出正常老龄化进程。

(1)符合脑变性病所致精神障碍的诊断标准,在疾病早期记忆和顶叶功能相对完整。

(2)以额叶受损为主,至少有下列 3 项中的 2 项:①情感迟钝或欣快;②社交行为粗鲁、不能安静,或自控能力差;③失语。

(3)缓慢起病,逐步衰退。

(4)排除阿尔茨海默病、脑血管病所致精神障碍或继发于其他脑部疾病的智能损害。

3.Chow 标准

(1)50～60 岁时发病(平均 56 岁)。

(2)以失抑制或犯罪行为起病。

(3)社交意识丧失。

(4)强迫行为。

(5)精神错乱或冲动(此症也可见于阿尔茨海默病,但以 FTD 多见)。

(6)心境异常(常为忧郁,有时欣快)。

(7)刻板重复语言。

4.Lund 和 Manchester 标准

(1)核心诊断:①隐袭起病,进行性发展;②早期的社会人际行为下降或社交意识丧失;③早期的人际协调行为损害;④早期的情感平淡;⑤早期的内省力丧失。

(2)支持诊断:①行为障碍:个人卫生及修饰能力下降,心理僵化和缺乏灵活性,注意分散并不能持久,口部活动过度和进食改变,持续和刻板行为,利用行为(使用出现在他们视野中的物品);②言语障碍:言语表达改变(非自发地、节约地讲话),刻板言语,模仿言语,持续言语,晚期缄默症;③生理体征:原始反射,失禁,运动不能、僵直和木僵,血压下降或不稳定;④检查:神经心理学检查提示在没有严重遗忘、失语或空间知觉障碍的情况下额叶测验明显损害,脑电图检查提示尽管有痴呆证据但常规脑电图正常,结构性或功能性脑影像学检查提示优势半球的前额和颞前回异常。

(3)排除诊断:①突发事件后急性起病;②起病与颅脑外伤有关;③早期出现严重的健忘;④空间定向障碍;⑤讲话呈痉挛性、慌张和缺乏逻辑;⑥肌阵挛;⑦皮层脊髓衰弱;⑧小脑性共济失调症;⑨手足徐动症。

(4)相对排除诊断:①典型慢性酗酒史;②持续高血压;③血管性疾病史(如心绞痛、间歇性跛行);④全身性疾病(如甲状腺功能减退)或物质诱导性疾病等。

此标准可 100%鉴别 FTD 与阿尔茨海默病。早期以个人和社交意识丧失、口部活动过度,以及刻板、重复行为对鉴别两种疾病的敏感度为 63%~73%,特异度可高达 97%~100%。

5.Work Group 标准

(1)出现行为或认知缺陷,表现为早期进行性人格改变,以行为调整困难为特征,常导致不合适的反应或活动;表现为早期进行性语言功能改变,以对语言理解异常或严重命名困难及词义异常为特征。

(2)社交或职业功能明显异常,或以往功能水平的明显降低。

(3)病程以渐进性发病、持续性进展为特征。

(4)第 1 条症状排除由其他神经系统疾病(如脑血管病)、全身性疾病(如甲状腺功能减退)或物质诱导性疾病等引起。

(5)这些缺陷症状在谵妄状态时不发生。

(6)这些异常不能以精神疾病诊断解释(如忧郁)。

6.Mckhann(2001 年)标准

(1)行为和认知功能的异常表现：①早期进行性人格改变，突出表现为难以调整行为规范，导致经常不适当的反应或行为；②早期进行性语言功能改变，其特点是语言表达困难、赘述或者严重的命名困难以及词义理解困难。

(2)标准(1)中①或②列举的异常可以导致社会或者职业功能的严重损害。

(3)逐渐起病，功能持续性下降。

(4)标准(1)中①或②列举的功能障碍不是由于其他神经系统疾病(如脑血管病)、系统性原因(如甲状腺功能减退)或者某种物质诱发引起。

(5)此类功能障碍不是由于谵妄或精神疾病引起，如躁狂症、抑郁症。

(二)鉴别诊断

FTD 早期有各种行为异常，易被误诊为阿尔茨海默病、血管性痴呆、精神分裂症、麻痹性神经梅毒、正常压力脑积水、心境障碍以及路易体痴呆等。

1.阿尔茨海默病

FTD 在症状上须和阿尔茨海默病进行鉴别。尽管 FTD 和阿尔茨海默病均可在老年前期发病，但阿尔茨海默病往往随年龄的增加发病率升高，而 FTD 很少在 75 岁以上发病。FTD 常在疾病的早期出现行为异常，而阿尔茨海默病则很少出现。与 FTD 不同，阿尔茨海默病早期可保留正常的社会行为，尽管存在记忆障碍，但患者还能通过主观努力克服其记忆缺陷，并保留其在社会的体面。

FTD 行为改变的特点是刻板和饮食行为，以及社会意识丧失，这些症状只发生在 FTD，而不发生在阿尔茨海默病患者。FTD 患者比阿尔茨海默病表现为更多的情感淡漠、脱抑制、欣快和异常的动作行为。

随着阿尔茨海默病病情的发展，可出现对某些情况的判断缺陷，比如借了钱不还，但这常因与他们的记忆障碍有关，而不像 FTD 带有某种主动性。阿尔茨海默病的情感淡漠多发生在个别情况下，而不像 FTD，其情感淡漠是贯穿性的，表现出对他人和社会的漠不关心。另外，阿尔茨海默病早期可出现明显的学习和记忆障碍，随着病情的发展，远近记忆都会丧失。但大多数 FTD 患者早期记忆损害轻微，比如存在记忆损害的 FTD 患者可回忆近期的某些事件，但当进行记忆测试的时候却不一定得到好的成绩，因为 FTD 虽然在早期记忆和空间定向力相对保留，但因患者注意力高度涣散，常缺乏主动性，可影响到该项检查的结果。另外，FTD 比阿尔茨海默病更有可能出现运动神经元病。

神经影像学方面，SPECT 提示阿尔茨海默病和 FTD 均呈额叶低灌注，而采用突触后多巴胺 D_2 受体的配体 SPECT 检查提示 FTD 额叶上部区域配体吸收率明显低于阿尔茨海默病,表明在 FTD 患者额叶皮质 DA 系统受损比阿尔茨海默病明显严重。这无疑是这两种痴呆鉴别的有效手段。与阿尔茨海默病相鉴别的另一有效手段是 MRS,其对 FTD 与阿尔茨海默病的鉴别诊断准确率高达92%。FTD 患者额叶乙酰天冬氨酸、谷氨酸和谷氨酰胺浓度下降比阿尔茨海默病显著,而肌醇浓度上升明显高于阿尔茨海默病患者。

神经心理学方面,可应用 MMSE、CDR 测试,FTD 患者 CDR 分值明显低于阿尔茨海默病,早期即出现判断力、解决问题能力,社会、家庭事务处理能力及自理能力等方面明显降低,而阿尔茨海默病患者记忆损害最重。

2.血管性痴呆

血管性痴呆病程呈阶梯样进展或波动,生活和工作能力下降,但在个人卫生、修饰和人际交往等人格方面保持完整。认知损害分布不均匀,如记忆损害明显,而判断、推理及信息处理损害轻微,自知力可保持较好。而 FTD 隐袭性起病,渐进性发展,且早期记忆力和空间定向力保留。社会人际交往能力下降,表达能力下降,情感迟钝,可有刻板性的动作。

3.精神分裂症

FTD 的情感迟钝,刻板性的动作,刻板性使用单句,甚至缄默状态,以及不修边幅,不讲卫生,思维僵化,固执,注意力涣散等表现,可能会与精神分裂症相似。但中老年期出现的精神分裂症多以听幻觉、被害或嫉妒妄想症状突出,且生活自理能力基本正常,更无运动神经功能障碍。随着病程的进展,FTD 的智力下降更能作为鉴别要点。

4.抑郁症

中老年期抑郁症患者多思维困难,反应迟缓,音调低沉,动作笨拙,易与FTD 早期伴有忧郁者相混。但抑郁症仅表现为词语学习和逻辑记忆的自由回忆以及语义流畅的损害。而 FTD 表现为刻板性使用单句、词,甚至是某个音节。抑郁症患者可通过鼓励,在短时间内表现出良好的记忆力、注意力和计算力,一般无智能障碍和自我放纵的人格改变。

5.路易体痴呆

研究发现 FTD 与路易小体痴呆在 17 号染色体存在基因连锁关系,甚至有人称为 17 号染色体连锁的额颞叶痴呆和帕金森病(frontotemporal dementia and parkinsonismlinked to chromosome17,FT DP-17)。FTD 至中晚期与路易体痴呆表现相似,有运动功能障碍,加之应用金刚烷胺和左旋多巴/卡比多巴治疗均有一定效果,故有学者认为两组可能系同一组疾病。路易体痴呆患者的 Pick 小

体中 α-共核蛋白呈阳性,FTD 的 Pick 小体中 α-共核蛋白呈阴性,两者可以区别。海马的齿状颗粒细胞,额、颞叶皮质的中小细胞存在嗜银球形小体,这种嗜银小体同时表达 tau 和泛素。这不仅有利于 Pick 小体与 Lewy 小体的鉴别,也有利于与运动神经元型额颞叶痴呆的泛素阳性、tau 阴性的神经细胞包涵物区别。

6.麻痹性神经梅毒

麻痹性神经梅毒(paretic neurosyphilis,PN)又名麻痹性痴呆,是由梅毒螺旋体侵犯大脑引起的一种晚期梅毒的临床表现,5%～10%的梅毒患者可发展成为麻痹性痴呆。该病隐袭起病,发展缓慢。以神经麻痹、进行性痴呆及人格障碍为特点。随后,出现进行性痴呆,常有欣快、夸大、抑郁或偏执等精神病色彩。不洁性交史,梅毒螺旋体感染可疑史,阿-罗瞳孔都可考虑麻痹性痴呆。麻痹性神经梅毒血清康华反应强阳性、螺旋体荧光抗体吸附(fluorescent treponema antibody absorption,FTA-ABS)试验几乎所有神经梅毒患者都呈阳性,可与 FTD 鉴别。

7.正常压力脑积水

正常压力脑积水是脑膜或蛛网膜增厚和粘连,阻碍了脑脊液正常循环,特别是在脑基底池或大脑凸面处阻止脑脊液正常流向上矢状窦所引起。表现为步态共济失调、皮质下痴呆和排尿中断临床三联症。正常压力脑积水虽然有意志缺失、记忆力减退和情感淡漠症状,但早期没有社会人际行为下降或人际协调行为损害。此外,健忘、注意力下降和思维缓慢伴有记忆力缺陷的皮质下痴呆特征以及脑室扩张、腰穿 CSF 压力正常而无视盘水肿等均是正常压力脑积水的特征。

五、预防和治疗

本病目前尚缺乏特异性治疗,由于此类疾病并不出现阿尔茨海默病的胆碱能递质改变的神经生化学异常,所以用于治疗阿尔茨海默病的胆碱酯酶抑制剂并不能改善 FTD 症状。尸解和 PET 的神经生物化学研究表明该病有 5-HT 代谢异常,因此,使用某些选择性 5-羟色胺再摄取抑制剂(SSRIs)对 FTD 的症状可能有效,如氟伏沙明(fluvoxamine)、舍曲林(sertra line)、氟西汀(fluxetine)和帕罗西汀(paroxetine)可改善患者的脱抑制、抑郁、强迫动作和摄食过量等症状。

DA 受体激动剂应用尚有争议,因为有诱发精神症状的危险。溴隐亭(bro-mocriptine)可能改善部分额叶症状,如执行能力和双重任务操作能力。溴隐亭的使用剂量开始为 1.25～2.5 mg,每天 2 次,以后在 2～4 周内每隔 3～5 天增加 2.5～5 mg,找到最佳疗效的最小剂量。

对于攻击性行为,推荐使用 5-HT$_2$/D$_2$ 受体比值较高的第二代抗精神病药物,如奥氮平与利培酮。

卡马西平对于 Klver-Bucy 综合征有效。如出现明显的反应性神经胶质增生,可用抗感染剂治疗。有运动功能障碍者,应用金刚烷胺和左旋多巴/卡比多巴治疗均有一定效果。

神经生长因子可能促进受累神经元的生长、存活和分化,神经肽的作用尚未确定。基因治疗可能有一定前景,干细胞的效果尚需进一步探讨。

FTD 患者的管理主要是通过社会、精神病专家和志愿者构建支持网络,向患者提供日间的、临时休息以及最基本的居民护理的设施,以减轻患者家庭的负担。最好是由为老年患者提供服务的精神病机构来收治这类患者,即使有些早期发作的痴呆或行为损害者还未达到老年期也应如此。

第三节　血管性痴呆

血管性痴呆(vascular dementia,VD)是指由脑血管病变引起的认知功能障碍综合征。血管性痴呆是老年期痴呆最常见的类型之一,仅次于阿尔茨海默病。临床上通常表现为波动性病程及阶梯式进展,早期认知功能缺损呈"斑块"状分布。

一、流行病学

65 岁以上人群痴呆患病率约为 5%,血管性痴呆患病率为 2%～3%。随年龄增长,血管性痴呆的发病率呈指数增长。卒中后痴呆患病率为 12%～31%。欧美老年期痴呆中血管性痴呆占 20%～30%。目前认为,血管性痴呆是我国老年期痴呆的主要组成部分。

二、危险因素

血管性痴呆的危险因素包括年龄、吸烟、酗酒、文化程度低、高血压病、动脉粥样硬化、糖尿病、心肌梗死、心房颤动、白质损害、脂代谢紊乱和高同型半胱氨酸血症等。负性生活事件、脑卒中家族史、高脂饮食等是血管性痴呆发病相关因素。apoEε4 会增加血管性痴呆的危险性。

高血压病是血管性痴呆最重要的危险因素。有效控制高血压,尤其是收缩压,可明显降低血管性痴呆的发生。年龄是比较明确的危险因素。吸烟及酗酒能增加脑卒中和痴呆的危险性。文化程度与血管性痴呆的发病率成负相关。文化程度愈高,血管性痴呆发病率愈低。

三、病因

病因包括全身性疾病如动脉粥样硬化、高血压病、低血压、心脏疾病(瓣膜病、心律失常、附壁血栓和黏液瘤等)、血液系统疾病(镰状细胞贫血、血黏度增高和血小板增多)及炎性血管病,也可以由颅内病变如腔隙性脑梗死、Binswanger病、白质疏松、皮质下层状梗死、多发性梗死、出血(外伤性、自发性、蛛网膜淀粉样血管病)、颅内动脉病、炎症性(肉芽肿性动脉炎、巨细胞性动脉炎)及非炎症性(淀粉样血管病、烟雾病)所致。

四、发病机制

(一)分子机制

本病神经递质功能异常。

1.胆碱能通路受损

胆碱能神经元对缺血不耐受。基底前脑胆碱能神经元接受穿通动脉供血,而后者易受高血压影响而发生动脉硬化。缺血性卒中容易损伤胆碱能纤维投射,导致脑内胆碱不足。

2.兴奋性氨基酸的神经毒性作用

细胞内过量谷氨酸受体激活,继发钙超载,导致大量氧自由基产生,造成线粒体与DNA损伤。

3.局部脑血流改变

慢性脑内低灌注引起海马CAI区锥体细胞凋亡及神经元丧失,导致记忆功能障碍。血管性痴呆与脑缺血关系密切:缺血半暗带细胞内钙超载、兴奋性氨基酸、自由基以及缺血后的基因表达、细胞凋亡和迟发性神经元坏死等。

(二)遗传机制

伴皮质下梗死和白质脑病的常染色体显性遗传性脑动脉病缺陷基因Notch3基因定位于19q12。apoE基因多态性与血管性痴呆关系密切。apoEε4等位基因增加了血管性痴呆的患病危险。

五、病理

血管性痴呆主要病理改变为脑微血管病变,包括脑卒中后严重的筛状变及白质病变。主要累及皮质、海马、丘脑、下丘脑、纹状体和脑白质等,导致纹状体-苍白球-丘脑-皮质通路破坏。

六、临床表现

临床表现与卒中发生的部位、大小及次数有关。

(一)认知功能损害

突然起病,病情呈阶梯性进展。早期表现为斑片状认知功能损害,最后出现全面性认知功能障碍。病变部位不同,引起的认知功能障碍领域不同,可表现为皮质、皮质下或两者兼而有之,或仅表现为某一重要部位的功能缺失。左侧大脑半球(优势半球)病变可能出现失语、失用、失读、失写及失算等症状;右侧大脑半球皮质病变可能有视空间障碍。皮质下神经核团及其传导束病变可能出现强哭强笑等症。有时,还可出现幻觉、自言自语、木僵、缄默和淡漠等精神行为学异常。通常首先累及言语回忆和与视空间技能损害有关的执行功能,记忆障碍较轻。因此,血管性痴呆筛查量表不应以记忆障碍作为筛查和评估的主要标准,应改为存在两种以上认知领域损害,可以包括或不包括记忆损害。

(二)精神行为学异常

病程不同阶段出现精神行为学异常,如表情呆滞、强哭、强笑、抑郁、焦虑、情绪不稳和人格改变等。典型的抑郁发作更为常见。

(三)局灶性神经功能缺损症状和体征

多数患者有卒中史或短暂脑缺血发作史,有局灶性神经功能缺损的症状、体征以及相应的神经影像学异常。优势半球病变可出现失语、失用、失读和失算等症;大脑右半球皮质病变可出现视空间技能障碍;皮质下神经核团及传导束病变可出现运动、感觉及锥体外系症状,也可出现强哭、强笑等假性延髓性麻痹症状。影像学检查可见多发腔隙性软化灶或大面积脑软化灶,可伴有脑萎缩、脑室扩大及白质脱髓鞘改变。

(四)辅助检查

血液流变学异常、颅内多普勒超声检查可见颅内外动脉狭窄或闭塞。事件相关电位(P300)可辅助判断某些器质性或功能性认知功能障碍。脑电图可见脑血栓形成区域局限性异常。头颅 CT 或 MRI 可见新旧不等的脑室旁、半卵圆中心、底节区低密度病灶并存的特点。

七、临床类型

(一)多发梗死性痴呆

多发梗死性痴呆为最常见的类型,常有一次或多次卒中史,病变可累及皮质、皮质下白质及基底节区。当梗死脑组织容量累积达 80～150 mL 时即可出现痴呆。常有高血压、动脉硬化和反复发作的卒中史。典型病程为突然发作、阶梯式进展和波动性认知功能障碍。每次发作遗留不同程度的认知功能损害和精神行为学异常,最终发展为全面性认知功能减退。临床上主要表现为局灶性神经功能缺损症状和体征(如偏瘫、失语、偏盲和假性延髓性麻痹)和突发的认知功能损害。神经影像学可见脑内多发低密度影和脑萎缩。

(二)大面积脑梗死性痴呆

大面积脑梗死性痴呆为单次脑动脉主干闭塞引起的痴呆。大面积脑梗死患者常死于急性期,少数存活者遗留不同程度的认知功能障碍。

(三)关键部位梗死性痴呆

关键部位梗死性痴呆是指与脑高级皮质功能相关的特殊部位梗死所致的痴呆,包括皮质(海马与角回)或皮质下(丘脑、尾状核、壳核及苍白球)。

(四)皮质下血管性痴呆

皮质下血管性痴呆包括多发腔隙性梗死性痴呆、腔隙状态、Binswanger 病、伴皮质下梗死和白质脑病的常染色体显性遗传性脑动脉病、脑淀粉样血管病导致的痴呆,与小血管病变有关。主要表现为皮质下痴呆综合征,即执行功能障碍为主,记忆损害较轻,早期出现精神行为学异常。

(五)分水岭区梗死性痴呆或低灌注性痴呆

分水岭区梗死性痴呆或低灌注性痴呆急性脑血流动力学改变(如心搏骤停、脱水和低血压)后分水岭梗死所致痴呆。

(六)出血性痴呆

出血性痴呆指脑出血及慢性硬膜下血肿造成的痴呆。蛛网膜下腔出血以及正常颅压脑积水导致的痴呆是否包括在内尚有争议。

(七)其他病因引起的痴呆

其他病因引起的痴呆包括原因不明和罕见的脑血管病引起的痴呆,如烟雾病和先天性血管异常等合并的痴呆。

八、诊断标准

2011 年美国国立神经系统疾病与卒中研究所和瑞士国际神经科学研究协会（National Institute of Neurological Disorders and Stroke and the Association International epour la Researcheetl Enseigmenten Neurosciences，NINDS-AIREN）诊断标准如下。

（一）临床很可能（probable）血管性痴呆

1. 痴呆符合美国《精神障碍诊断与统计手册》第 4 版（Diagnostic and Staristical Manual of Disorders，DSM-Ⅳ）诊断标准

临床主要表现为认知功能明显下降，尤其是自身前后对比。神经心理学检查证实有两个以上认知领域的功能障碍（如记忆、定向、注意、计算、言语、视空间技能以及执行功能），其严重程度已干扰日常生活，并经神经心理学测验证实。同时，排除意识障碍、神经症、严重失语以及脑变性疾病（额颞叶痴呆、路易体痴呆以及帕金森痴呆等）或全身性疾病所引起的痴呆。

2. 脑血管疾病的诊断

临床表现有脑血管疾病引起的局灶性神经功能缺损症状和体征，如偏瘫、中枢性面舌瘫、感觉障碍、偏盲及言语障碍等，符合头颅 CT 或 MRI 上相应病灶，可有或无卒中史。Hachinski 缺血评分≥7 分。影像学检查（头颅 CT 或 MRI）有相应的脑血管病证据，如多发脑梗死、多个腔隙性脑梗死、大血管梗死、重要部位单个梗死（如丘脑、基底前脑）或广泛的脑室周围白质病变。

3. 痴呆与脑血管疾病密切相关

卒中前无认知功能障碍。痴呆发生在脑卒中后的 3 个月内，并持续 3 个月以上。或认知功能障碍突然加重、波动或呈阶梯样逐渐进展。支持血管性痴呆诊断：早期认知功能损害不均匀（斑块状分布）；人格相对完整；病程波动，多次脑卒中史；可呈现步态障碍、假性延髓性麻痹等体征；存在脑血管病的危险因素；Hachinski 缺血量表≥7 分。

（二）可能为（possible）血管性痴呆

（1）符合痴呆诊断。

（2）有脑血管病和局灶性神经系统体征。

（3）痴呆和脑血管病可能有关，但在时间或影像学方面证据不足。

（三）确诊血管性痴呆

（1）临床诊断为很可能或可能的血管性痴呆。

（2）尸检或活检证实不含超过年龄相关的神经原纤维缠结和老年斑数以及其他变性疾病组织学特征。

当血管性痴呆合并其他原因所致的痴呆时，建议用并列诊断，而不用"混合性痴呆"的诊断。

九、鉴别诊断

（一）阿尔茨海默病

阿尔茨海默病患者的认知功能障碍以记忆障碍为主，呈进行性下降。血管性痴呆患者早期表现为斑片状认知功能损害，主要表现为执行功能受损。病程呈波动性进展或阶梯样加重。脑血管病史、神经影像学改变以及 Hachinski 缺血量表有助于鉴别血管性痴呆与阿尔茨海默病。评分≥7 分者为血管性痴呆；5～6 分者为混合性痴呆；≤4 分者为阿尔茨海默病。

（二）谵妄

谵妄是以意识障碍为特征的急性脑功能障碍综合征。除意识障碍外，还有丰富的视幻觉及听幻觉，症状在短时间（数小时或数天）内出现，并且 1 天中有波动趋势（表 4-2）。

表 4-2　谵妄与痴呆的鉴别诊断

鉴别项目	谵妄	痴呆
发病形式	急	不恒定
进展情况	快	缓慢
自诉能力减退	不经常	经常
注意力	佳	差
定向力	完全丧失	选择性失定向
记忆力	完全性记忆障碍	远期比近期好
语言	持续而不连贯	单调或失语
睡眠障碍	有	不定

（三）正常颅压性脑积水

当血管性痴呆患者出现脑萎缩或脑室扩大时，需要与本病鉴别。后者主要表现为进行性认知功能损害、共济失调步态和尿失禁三大主征。隐匿起病，无明确的脑卒中史，影像学无脑梗死的证据。

（四）某些精神症状

卒中累及额颞叶可能出现某些精神症状，如淡漠、欣快及易激惹，甚至出现幻觉。优势半球顶叶损害可出现 Gerstmann 综合征（失写、失算、左右分辨障碍及手指失认）及体象障碍等，容易误诊为痴呆。但上述症状与脑血管病同时发生，随病情加重而加重，随病情好转而好转，甚至消失。症状单一，持续时间短暂，不能认为是痴呆。

（五）去皮质状态

去皮质状态多由于严重或多次卒中所致双侧大脑半球广泛的损害。患者无思维能力，但保留脑干的生理功能，视、听反射正常。肢体可出现无意识动作。可以进食，但不能理解语言，不能执行简单的命令。而痴呆患者能听懂别人的叙述，执行简单的命令，保留一定的劳动与生活能力。

（六）各型失语

患者不能言语或者不能理解他人的言语，但患者一般能有条不紊地处理自己的日常生活和工作。行为合理，情绪正常。也可以借助某种表情或动作与他人进行简单的信息交流。痴呆患者早期一般无明显言语障碍。有自发言语，也能听懂别人的语言。

（七）麻痹性痴呆

麻痹性痴呆属于三期脑实质性梅毒。主要表现为进行性认知功能损害，常合并有某些神经系统体征（如瞳孔异常、腱反射减低及共济失调步态等），有特异性血清学及脑脊液免疫学阳性结果。

（八）皮质-纹状体-脊髓变性

皮质-纹状体-脊髓变性通常表现为迅速进展的痴呆，伴小脑性共济失调、肌阵挛。

十、血管性痴呆与血管性认知功能障碍

血管性痴呆传统的诊断标准要求患者有记忆力下降和其他认知领域功能损害，其严重程度达到痴呆标准，该诊断标准具有明显的局限性。首先，血管性痴呆诊断标准是建立在阿尔茨海默病的概念上，但记忆障碍并非是血管性痴呆的典型症状。其次，血管性痴呆的诊断需要认知功能损害程度达到痴呆诊断标准，客观上阻止了识别早期血管性痴呆患者，使其失去有效治疗和防止认知功能损害持续进展的最佳时机。为此，一些学者建议用血管性认知功能障碍（vascular cognitive impairment,VCI)取代血管性痴呆。

血管性认知功能障碍是指由脑血管病引起或与脑血管病及其危险因素密切相关的各种程度的认知功能损害,包括非痴呆血管性认知功能障碍、血管性痴呆和伴有血管因素的阿尔茨海默病即混合性痴呆。血管性认知功能障碍比血管性痴呆所包括的范围更为广泛,包括血管因素引起的所有认知功能障碍。血管危险因素或脑卒中史是诊断血管性认知功能障碍所必需,局灶性神经功能缺损体征,突发性、阶梯样进展的病程特点不是血管性认知功能障碍诊断所必需。Hachinski 缺血量表对血管性认知功能障碍诊断非常有用。血管性认知功能障碍概念的提出为血管病所致认知功能损害的早期预防和干预提供了理论依据。

十一、混合性痴呆

混合性痴呆是指既具有阿尔茨海默病典型的临床表现,同时又具备血管性危险因素的痴呆患者。脑血管性损害和原发退行性改变同时存在。至少 1/3 的阿尔茨海默病患者存在血管性损害,而 1/3 的血管性痴呆患者存在阿尔茨海默病样病理学改变。阿尔茨海默病患者的血管性损害促进临床症状的发展,存在 1 次或 2 次腔隙性卒中时,表现出临床症状的风险增加 20 倍。最常见的混合性痴呆类型是具有典型阿尔茨海默病临床特征的患者在卒中后症状突然恶化。这种混合性痴呆类型称为"卒中前痴呆"。另一个常见的现象是有"单纯性"阿尔茨海默病症状的痴呆患者存在血管损害,这种"无症状"血管损害只有在神经影像学检查或组织活检时才能发现。目前,很可能低估了在临床诊断为阿尔茨海默病的患者中血管损害对痴呆的促成作用。高龄个体中,单纯性阿尔茨海默病并不能在所有患者中出现临床痴呆症状。腔隙性卒中促成了许多阿尔茨海默病患者痴呆的临床表现。血管损害很可能在晚发性阿尔茨海默病患者中起非常重要的作用。为了描述痴呆的不同类型,Kalaria 和 Ballard 提出了一种连续统一体,其中一端是单纯性阿尔茨海默病,另一端是单纯性血管性痴呆,在两者之间出现了不同的组合。单纯性血管性痴呆和单纯性阿尔茨海默病的诊断通常采用各自的标准(NINDS-AIREN 和 NINCDS-ADRDA),而阿尔茨海默病伴 CVD 或混合性痴呆的诊断则有困难。通过询问照料者以确定先前是否存在 MCI 症状有助于识别卒中导致症状加重的早期阿尔茨海默病患者。在某些患者中,缺血评分也可能提供倾向于血管性病因的证据。

十二、治疗

血管性痴呆的治疗分为预防性治疗和对症治疗。预防性治疗着眼于血管性危险因素的控制,即卒中的一级和二级预防。对症治疗即三级预防,主要包括痴呆的治疗。

(一)一级预防

一级预防主要是控制血管性痴呆危险因素如高血压病、糖尿病、脂代谢紊乱、肥胖、高盐高脂饮食、高凝状态、脑卒中复发、心脏病、吸烟、睡眠呼吸暂停综合征及高同型半胱氨酸血症等。积极治疗卒中急性期的心律失常、充血性心力衰竭、癫痫及肺部感染有助于血管性痴呆预防。颅内外血管狭窄者进行介入治疗、球囊扩张术和颈动脉支架成形术改善脑血供。有高血压病、脑动脉硬化及卒中史者,定期进行认知功能测查。一旦发现认知功能减退,应积极给予治疗。重点预防卒中复发。低灌注引起者应增加脑灌注,禁用降压治疗。

(二)二级预防

二级预防主要是指脑血管病的处理,包括脑卒中急性期与康复期治疗及脑卒中复发的防治。积极改善脑循环、脑细胞供氧,预防新血栓与再梗死等。脑卒中急性期积极治疗脑卒中,防治各种并发症,改善脑功能,避免缺血脑细胞受到进一步损害。

(三)支持治疗

维持良好的心肺功能,保持水、电解质和酸碱平衡;警惕心律失常、心肌梗死和心力衰竭的发生;保证营养摄入,必要时可采取鼻饲或静脉营养。

(四)血压的管理

合理缓慢降压对防治脑卒中极为重要。卒中急性期除非血压过高,一般不主张降压治疗,以免血压过低导致脑灌注锐减而使梗死加重。治疗收缩型高血压[收缩压>21.3 kPa(160 mmHg),舒张压<12.7 kPa(95 mmHg)]收缩-舒张型高血压[收缩压>21.3 kPa(160 mmHg),舒张压>12.7 kPa(95 mmHg)]更为重要。可口服卡托普利,或静脉注射拉贝洛尔;对血压降低后血容量不足者可给予多巴胺等升压药物。

(五)溶栓及抗凝药物的使用

溶栓及抗凝药物的使用早期识别急性脑血管病,防止缺血半暗区进一步扩大并促使其恢复;预防脑卒中复发;消除或控制卒中后痴呆的危险因素;积极治疗并发症均可预防血管性痴呆的发生与发展。

(六)高压氧治疗

高压氧可增加血氧含量、提高血氧分压、加大血氧弥散距离和改善脑组织病变部位血液供应,保护缺血半影区,促进神经组织的恢复与再生,减轻缺血再灌流脑损伤,减少自由基损伤,以改善血管性痴呆患者的认知功能及精神行为学异常。

(七)三级预防

三级预防主要指对认知功能障碍的处理,主要包括胆碱酯酶抑制药、神经营养和神经保护药、N-甲基-D-天冬氨酸(N-methyl-D-aspartate,NMDA)受体拮抗剂、抗氧化药、改善微循环药、益智药、激素替代治疗和抗生素治疗等。目前,血管性痴呆的治疗分为作用于胆碱能及非胆碱能系统两大类。

1.作用于胆碱能的药物

胆碱酯酶抑制剂,如乙酰胆碱酯酶抑制剂(acetylcholinesterase inhibitor,AchEI)已开始用于轻中度血管性痴呆治疗。代表药物有盐酸多奈哌齐、重酒石酸卡巴拉汀和加兰他敏等。

(1)多奈哌齐:每天 5～10 mg 口服能改善轻中度血管性痴呆和混合性痴呆患者的认知功能。不良反应有恶心、呕吐、腹泻、疲劳和肌肉痉挛;但在继续治疗中会消失。无肝毒性。

(2)重酒石酸卡巴拉汀(rivastigmine):为丁酰胆碱酯酶和乙酰胆碱酯酶双重抑制剂。口服吸收好,易通过血-脑屏障,对中枢神经系统的胆碱酯酶具有高度选择性,改善皮质下血管性痴呆患者的注意力、执行功能、日常生活能力和精神行为学异常。

(3)加兰他敏(galantamine):具有抑制胆碱酯酶和调节烟碱型胆碱受体(nAChR)而增加胆碱能神经传导的双重调节作用。能明显改善血管性痴呆及轻中度阿尔茨海默病伴 CVD 患者的认知功能、整体功能、日常生活活动能力和精神行为学异常。

(4)石杉碱甲(huperzia A):是我国科技人员从植物药千层塔中分离得到的一种选择性、可逆性 AChEI,可选择性降解中枢神经系统的乙酰胆碱,增加神经细胞突触间隙乙酰胆碱浓度,适用于轻中度血管性痴呆患者。

2.非胆碱能药物

(1)脑代谢活化剂:代表药物有吡拉西坦、奥拉西坦、胞磷胆碱、都可喜、脑活素和双氢麦角碱等。吡拉西坦诱导钙内流,改善再记忆过程,还可提高脑葡萄糖利用率和能量储备,促进磷脂吸收以及 RNA 与蛋白质合成,具有激活、保护和修复神经细胞的作用。都可喜为复方制剂,可加强肺泡气体交换,增加动脉血氧分压和血氧饱和度,有抗缺氧及改善脑代谢和微循环的作用,尚可通过其本身的神经递质作用促进脑组织新陈代谢。双氢麦角碱能改善脑循环,促进脑代谢,直接作用于中枢神经系统多巴胺和 5-羟色胺受体,有增强突触前神经末梢释放递质与刺激突触后受体的作用;改善神经传递功能;抑制 ATP 酶、腺苷酸环化酶的活性,减少 ATP 分解,从而改善细胞能量平衡,使神经元电活动增加。甲氯芬酯可抑制体内某些氧化酶,促进神经元氧化还原作用,增加葡萄糖的利用,兴奋中枢神经系统,改善学习和记忆。另外,胞磷胆碱、脑活素、细胞色素 C、ATP 和辅酶 A 等亦可增强脑代谢。

(2)脑循环促进剂:减少脑血管阻力,增加脑血流量或改善血液黏滞度,提高氧利用度,但不影响正常血压。常用的有麦角衍生物,代表药物双氢麦角碱和尼麦角林,能阻断 α 受体,扩张脑血管,改善脑细胞代谢。

(3)脑血管扩张药:代表药物钙通道阻滞剂尼莫地平,属于二氢吡啶类钙通道阻滞剂,作用于 L 型 Ca^{2+} 通道,具有良好的扩张血管平滑肌的作用,增加容量依赖性脑血流量,减轻缺血半暗带钙超载。每天口服 90 mg,连续 12 周,可改善卒中后皮质下血管性痴呆的认知功能障碍。对小血管病特别有效,对皮质下血管性痴呆有一定益处。

(4)自由基清除剂:如维生素 E、维生素 C 及银杏叶制剂。早期给予银杏叶制剂可以改善脑血液循环、清除自由基,保护脑细胞,起到改善痴呆症状及延缓痴呆进展的作用。

(5)丙戊茶碱(propentofylline):抑制神经元腺苷重摄取、cAMP 分解酶,还可通过抑制过度活跃的小胶质细胞和降低氧自由基水平而具有神经保护作用,能改善血管性痴呆患者的认知功能和整体功能。

(6)N-甲基-D-天冬氢酸(NMDA)受体阻断剂:代表药物有美金刚,被认为是治疗血管性痴呆最有前途的神经保护剂,能与 AChEI 联合应用。

(7)精神行为学异常的治疗:抗精神障碍药物用量应较成年人低。抑郁状态宜采用毒性较小的药物,如选择性 5-羟色胺再摄取抑制剂和 NE 再摄取抑制剂。还可配合应用情绪稳定剂如丙戊酸钠等。

十三、康复与护理

由于血管性痴呆患者通常表现为斑片状认知功能障碍,且常合并局灶性神经功能缺损体征,心理治疗、语言和肢体功能训练较阿尔茨海默病有一定的侧重性。

第五章

运动障碍性疾病

第一节　帕　金　森　病

帕金森病（Parkinson disease，PD）也称为震颤麻痹（paralysis agitans，shaking palsy），是一种常见的神经系统变性疾病，临床上特征性表现为静止性震颤、运动迟缓、肌强直及姿势步态异常。病理特征是黑质多巴胺能神经元变性缺失和路易（Lewy）小体形成。

一、研究史

本病的研究已有 190 多年的历史。1817 年，英国医师 James Parkinson 发表了经典之作《震颤麻痹的论述》（*An Essay on the Shaking Palsy*），报告了 6 例患者，首次提出震颤麻痹一词。在此之前也有零散资料介绍过多种类型瘫痪性震颤疾病，但未确切描述过 PD 的特点。中国医学对本病早已有过具体描述，但由于传播上的障碍，未被世人所知。在 Parkinson 之后，Marshall Hall 在《神经系统讲座》一书中报道一例患病 28 年的偏侧 PD 患者尸检结果，提出病变位于四叠体区。随后 Trousseau 描述了被 Parkinson 忽视的体征肌强直，还发现随疾病进展可出现智能障碍、记忆力下降和思维迟缓等。Charcot（1877）详细描述 PD 患者的语言障碍、步态改变及智力受损等特点。Lewy（1913）发现 PD 患者黑质细胞有奇特的内含物，后称为 Lewy 体，认为是 PD 的重要病理特征。

瑞典 Arvid Carlsson（1958）确定兔脑内含有 DA，而且纹状体内 DA 占脑内70%，提出 DA 是脑内独立存在的神经递质。他因发现 DA 信号转导在运动控制中作用，成为 2000 年诺贝尔生理学或医学奖的得主之一。奥地利 Hornykiewicz（1963）发现 6 例 PD 患者纹状体和黑质部 DA 含量显著减少，认为 PD 可能由于

DA 缺乏所致,推动了抗帕金森病药物左旋多巴(L-dopa)的研制。Cotzias 等(1967)首次用 L-dopa 口服治疗本病获得良好疗效。Birkmayer 和 Cotzia(1969)又分别将苄丝肼和卡比多巴与左旋多巴合用治疗 PD,使左旋多巴用量减少90%,不良反应明显减轻。到 1975 年 Sinemet 和 Madopar 两种左旋多巴复方制剂上市,逐渐取代了左旋多巴,成为当今治疗 PD 最有效的药物之一。

Davis 等(1979)发现,注射非法合成的麻醉药品能产生持久性帕金森病。美国 Langston 等(1983)证明化学物质 1-甲基-4-苯基-1,2,3,6-四氢吡啶(MPTP)引起的 PD。1996 年,意大利 PD 大家系研究发现致病基因 α-突触核蛋白(α-synuclein,α-SYN)突变,20 世纪 90 年代末美国和德国两个研究组先后报道α-SYN基因 2 个点突变(A53T,A30P)与某些家族性常染色体显性遗传 PD(ADPD)连锁,推动了遗传、环境因素、氧化应激等与 PD 发病机制的相关性研究。

二、流行病学

世界各国 PD 的流行病学资料表明,从年龄分布上看,大部分国家帕金森患者群发病率及患病率随年龄增长而增加,50 岁以上约为 500/100 000,60 岁以上约为 1 000/100 000;白种人发病率高于黄种人,黄种人高于黑种人。

我国进行的 PD 流行病学研究,选择北京、西安及上海 3 个相隔甚远的地区,在 79 个乡村和58 个城镇,通过分层、多级、群体抽样选择 29 454 个年龄≥55 岁的老年人样本,应用横断层面模式进行帕金森病患病率调查。依据标准化的诊断方案,确认 277 人罹患 PD,显示 65 岁或以上的老人 PD 患病率为 1.7%,估计中国年龄在 55 岁或以上的老年人中约有 170 万人患有帕金森病。这一研究提示,中国 PD 患病率相当于发达国家的水平,修正了中国是世界上 PD 患病率最低的国家的结论。预计随着我国人口的老龄化,未来我国正面临着大量的 PD 病例,将承受更大的 PD 负担。

三、病因及发病机制

特发性帕金森病的病因未明。研究显示,农业环境如杀虫剂和除草剂使用,以及遗传因素等是 PD 较确定的危险因素。居住农村或橡胶厂附近、饮用井水、从事田间劳动、在工业化学品厂工作等也可能是危险因素。吸烟与 PD 发病间存在负相关,被认为是保护因素,但吸烟有众多危害性,不能因 PD 的"保护因素"而提倡吸烟。饮茶和喝咖啡者患病率也较低。

本病的发病机制复杂,可能与下列因素有关。

（一）环境因素

例如,20 世纪 80 年代初美国加州一些吸毒者因误用 MPTP,出现酷似原发性 PD 的某些病理变化、生化改变、症状和药物治疗反应,给猴注射 MPTP 也出现相似效应。鱼藤酮为脂溶性,可穿过血-脑屏障,研究表明鱼藤酮可抑制线粒体复合体Ⅰ活性,导致大量氧自由基和凋亡诱导因子产生,使 DA 能神经元变性。与 MPP^+ 结构相似的百草枯（paraquat）及其他吡啶类化合物,也被证明与帕金森病发病相关。利用 MPTP 和鱼藤酮制作的动物模型已成为帕金森病实验研究的有效工具。锰剂和铁剂等也被报道参与了帕金森病的发病。

（二）遗传因素

流行病学资料显示,10%～15%的 PD 患者有家族史,呈不完全外显的常染色体显性或隐性遗传,其余为散发性 PD。目前已定位 13 个 PD 的基因位点,分别被命名为 PARK1-13,其中 9 个致病基因已被克隆。

1.常染色体显性遗传性帕金森病致病基因

常染色体显性遗传性帕金森病致病基因包括 α-突触核蛋白基因（PARK1/PARK4）、UCH-L1 基因（PARK5）、LRRK2 基因（PARK8）、GIGYF2 基因（PARK11）和 HTRA2/Omi 基因（PARK13）。

（1）α-突触核蛋白（PARK1）基因定位于 4 号染色体长臂 4q21～23,α-突触核蛋白可能增高 DA 能神经细胞对神经毒素的敏感性,α-突触核蛋白基因 A la53Thr 和 A la39Pro 突变导致 α-突触核蛋白异常沉积,最终形成路易小体。

（2）富亮氨酸重复序列激酶 2（LRRK2）基因（PARK8）,是目前为止帕金森病患者中突变频率最高的常染色体显性帕金森病致病基因,与晚发性帕金森病相关。

（3）HTRA2 也与晚发性 PD 相关。

（4）泛素蛋白 C 末端羟化酶-L1（UCH-L1）为 PARK5 基因突变,定位于 4 号染色体短臂 4p14。

2.常染色体隐性遗传性帕金森病致病基因

常染色体隐性遗传性帕金森病致病基因包括 Parkin 基因（PARK2）、PINK1 基因（PARK6）、DJ-1 基因（PARK7）和 ATP13A2 基因（PARK9）。

（1）Parkin 基因定位于 6 号染色体长臂 6q25.2～27,基因突变常导致 Parkin 蛋白功能障碍,酶活性减弱或消失,造成细胞内异常蛋白质沉积,最终导致 DA 能神经元变性。Parkin 基因突变是早发性常染色体隐性家族性帕金森病的主要病因之一。

(2)ATP13A2 基因突变在亚洲人群中较为多见,与常染色体隐性遗传性早发性帕金森病相关,该基因定位在 1 号染色体,包含 29 个编码外显子,编码 1 180 个氨基酸的蛋白质,属于三磷腺苷酶的 P 型超家族,主要利用水解三磷腺苷释能驱动物质跨膜转运,ATPl3A2 蛋白的降解途径主要有 2 个:溶酶体通路和蛋白酶体通路。蛋白酶体通路的功能障碍是导致神经退行性病变的因素之一,蛋白酶体通路 E3 连接酶 Parkin 蛋白的突变可以导致 PD 的发生。

(3)PINK1 基因最早在 3 个欧洲帕金森病家系中发现,该基因突变分布广泛,在北美、亚洲及中国台湾地区均有报道,该基因与线粒体的融合、分裂密切相关,且与 Parkin、DJ-1 和 Htra2 等帕金森病致病基因间存在相互作用,提示其在帕金森病发病机制中发挥重要作用。

(4)DJ-1 蛋白是氢过氧化物反应蛋白,参与机体氧化应激。DJ-1 基因突变后 DJ-1 蛋白功能受损,增加氧化应激反应对神经元的损害。DJ-1 基因突变与散发性早发性帕金森病的发病有关。

3.细胞色素 P4502D6 基因和某些线粒体 DNA 突变

细胞色素 P4502D6 基因和某些线粒体 DNA 突变可能是 PD 发病易感因素之一,可能使 P450 酶活性下降,使肝脏解毒功能受损,易造成 MPTP 等毒素对黑质纹状体损害。

(三)氧化应激与线粒体功能缺陷

氧化应激是 PD 发病机制的研究热点。自由基可使不饱和脂肪酸发生脂质过氧化(LPO),后者可氧化损伤蛋白质和 DNA,导致细胞变性死亡。PD 患者由于 B 型单胺氧化酶(MAO-B)活性增高,可产生过量 OH·,破坏细胞膜。在氧化的同时,黑质细胞内 DA 氧化产物聚合形成神经黑色素,与铁结合产生 Fenton 反应可形成 OH·。在正常情况下细胞内有足够的抗氧化物质,如脑内的谷胱甘肽(GSH)、谷胱甘肽过氧化物酶(GSH-PX)和超氧化物歧化酶(SOD)等,因而 DA 氧化产生自由基不会产生氧化应激,保证免遭自由基损伤。PD 患者黑质部还原型 GSH 降低和 LPO 增加,铁离子(Fe^{2+})浓度增高和铁蛋白含量降低,使黑质成为易受氧化应激侵袭的部位。近年发现线粒体功能缺陷在 PD 发病中起重要作用。对 PD 患者线粒体功能缺陷认识源于对 MPTP 作用机制研究,MPTP 通过抑制黑质线粒体呼吸链复合物Ⅰ活性导致 PD。体外实验证实 MPTP 活性成分 MPP^+ 能造成 MES 23.5 细胞线粒体膜电势($\Delta\Psi$m)下降,氧自由基生成增加。PD 患者黑质线粒体复合物Ⅰ活性可降低 32%~38%,复合物Ⅰ活性降低使黑质细胞对自由基损伤敏感性显著增加。在多系统萎缩及进行性核上性麻痹患者黑质中未发现复合物Ⅰ活性改变,表明 PD 黑质复合物Ⅰ活性降低可能是 PD 相对特异性改变。PD 患者存在线粒体功能缺陷可能与遗传和环境因素有关,研究提示 PD 患者存在线粒体 DNA 突变,复合物Ⅰ是由细胞核和线粒体两个基因组编码翻译,两组基因任何片段缺损都可影响复合物Ⅰ功能。近年来 PARK1 基因突变受到普遍重视,它的编码蛋白就位于线粒体内。

(四)免疫及炎性机制

Abramsky(1978)提出 PD 发病与免疫/炎性机制有关。研究发现 PD 患者细胞免疫功能降低,白细胞介素-1(IL-1)活性降低明显。PD 患者脑脊液(CSF)中存在抗 DA 能神经元抗体。细胞培养发现,PD 患者的血浆及 CSF 中的成分可抑制大鼠中脑 DA 能神经元的功能及生长。采用立体定向技术将 PD 患者血 IgG 注入大鼠一侧黑质,黑质酪氨酸羟化酶(TH)及 DA 能神经元明显减少,提示可能有免疫介导性黑质细胞损伤。许多环境因素如 MPTP、鱼藤酮、百草枯、铁剂等诱导的 DA 能神经元变性与小胶质细胞激活有关,小胶质细胞是脑组织主要的免疫细胞,在神经变性疾病发生中小胶质细胞不仅是简单的"反应性增生",而且参与了整个病理过程。小胶质细胞活化后可通过产生氧自由基等促炎因子,对神经元产生毒性作用。DA 能神经元对氧化应激十分敏感,而活化的小胶质细胞是氧自由基产生的主要来源。此外,中脑黑质是小胶质细胞分布最为密集的区域,决定了小胶质细胞的活化在帕金森病发生发展中有重要作用。

(五)年龄因素

PD 主要发生于中老年,40 岁以前很少发病。研究发现自 30 岁后黑质 DA 能神经元、酪氨酸羟化酶(TH)和多巴脱羧酶(DDC)活力,以及纹状体 DA 递质逐年减少,DA 的 D_1 和 D_2 受体密度减低。然而,罹患 PD 的老年人毕竟是少数,说明生理性 DA 能神经元退变不足以引起 PD。只有黑质 DA 能神经元减少 50% 以上,纹状体 DA 递质减少 80% 以上,临床才会出现 PD 症状,老龄只是 PD 的促发因素。

(六)泛素-蛋白酶体系统功能异常

泛素-蛋白酶体系统(ubiquitin-proteasome system,UPS)可选择性降低细胞内的蛋白质,在细胞周期性增殖及凋亡相关蛋白的降解中发挥重要作用。Parkin 基因突变常导致 UPS 功能障碍,不能降解错误折叠的蛋白,错误折叠蛋白的过多异常聚集则对细胞有毒性作用,引起氧化应激增强和线粒体功能损伤。

应用蛋白酶体抑制剂已经构建成模拟 PD 的细胞模型。

(七)兴奋性毒性作用

应用微透析及高压液相色谱(HPLC)检测发现,由 MPTP 制备的 PD 猴模型纹状体中兴奋性氨基酸(谷氨酸、天门冬氨酸)含量明显增高。若细胞外间隙谷氨酸浓度异常增高,过度刺激受体可对 CNS 产生明显毒性作用。动物实验发现,脑内注射微量谷氨酸可导致大片神经元坏死,谷氨酸兴奋性神经毒作用是通过 N-甲基-D-天冬氨酸受体(N-methyl-D-aspartic acid receptor,NMDA)介导的,与 DA 能神经元变性有关。谷氨酸可通过激活 NMDA 受体产生一氧化氮(NO)损伤神经细胞,并释放更多的兴奋性氨基酸,进一步加重神经元损伤。

(八)细胞凋亡

PD 发病过程存在细胞凋亡及神经营养因子缺乏等。细胞凋亡是帕金森病患者 DA 能神经元变性的基本形式,许多基因及其产物通过多种机制参与 DA 能神经元变性的凋亡过程。此外,多种迹象表明多巴胺转运体和囊泡转运体的异常表达与 DA 能神经元的变性直接相关。其他如神经细胞自噬、钙稳态失衡可能也参与帕金森病的发病。

目前,大多数学者认同帕金森病并非单一因素引起,是由遗传、环境因素、免疫/炎性因素、线粒体功能衰竭、兴奋性氨基酸毒性、神经细胞自噬及老化等多种因素通过多种机制共同作用所致。

四、病理及生化病理

(一)病理

PD 主要病理改变是含色素神经元变性、缺失,黑质致密部 DA 能神经元最显著。镜下可见神经细胞减少,黑质细胞黑色素消失,黑色素颗粒游离散布于组织和巨噬细胞内,伴不同程度神经胶质增生。正常人黑质细胞随年龄增长而减少,黑质细胞 80 岁时从原有 42.5 万减至 20 万个,PD 患者少于 10 万个,出现症状时 DA 能神经元丢失 50% 以上,蓝斑、中缝核、迷走神经背核、苍白球、壳核、尾状核及丘脑底核等也可见轻度改变。

残留神经元胞浆中出现嗜酸性包涵体路易小体(Lewy body)是本病重要的病理特点,Lewy 小体是细胞质蛋白质组成的玻璃样团块,中央有致密核心,周围有细丝状晕圈。一个细胞有时可见多个大小不同的 Lewy 小体,见于约 10% 的残存细胞,黑质明显,苍白球、纹状体及蓝斑等亦可见,α-突触核蛋白和泛素是

Lewy 小体的重要组分。α-突触核蛋白在许多脑区含量丰富,多集中于神经元突触前末梢。在小鼠或果蝇体内过量表达 α-突触核蛋白可产生典型的帕金森病症状。尽管 α-突触核蛋白基因突变仅出现在小部分家族性帕金森病患者中,但该基因表达的蛋白是路易小体的主要成分,提示它在帕金森病发病过程中起重要作用。

(二)生化病理

PD 最显著的生物化学特征是脑内 DA 含量减少。DA 和乙酰胆碱(ACh)作为纹状体两种重要神经递质,功能相互拮抗,两者平衡对基底核环路活动起重要的调节作用。脑内 DA 递质通路主要为黑质-纹状体系,黑质致密部 DA 能神经元自血流摄入左旋酪氨酸,在细胞内酪氨酸羟化酶(TH)作用下形成左旋多巴(L-dopa)→经多巴胺脱羧酶(DDC)→DA→通过黑质-纹状体束,DA 作用于壳核、尾状核突触后神经元,最后被分解成高香草酸(HVA)。由于特发性帕金森病 TH 和 DDC 减少,使 DA 生成减少。单胺氧化酶 B(MAO-B)抑制剂减少神经元内 DA 分解代谢,增加脑内 DA 含量。儿茶酚-氧位-甲基转移酶(COMT)抑制剂减少 L-dopa 外周代谢,维持 L-dopa 稳定血浆浓度(图 5-1),可用于 PD 治疗。

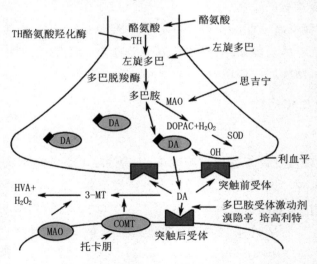

图 5-1 多巴胺的合成和代谢

PD 患者黑质 DA 能神经元变性丢失,黑质-纹状体 DA 通路变性,纹状体 DA 含量显著降低(>80%),使 ACh 系统功能相对亢进,是导致肌张力增高、动作减少等运动症状的生化基础。此外,中脑-边缘系统和中脑-皮质系统 DA 含量亦显著减少,可能导致智能减退、行为情感异常、言语错乱等高级神经活动障碍。

DA 递质减少程度与患者症状严重度一致,病变早期通过 DA 更新率增加(突触前代偿)和 DA 受体失神经后超敏现象(突触后代偿),临床症状可能不明显(代偿期),随疾病的进展可出现典型 PD 症状(失代偿期)。基底核其他递质或神经肽如去甲肾上腺素(NE)、5-羟色胺(5-HT)、P 物质(SP)、脑啡肽(ENK)、生长抑素(SS)等也有变化。

五、临床表现

帕金森病通常在 40～70 岁发病,60 岁后发病率增高,在 30 多岁前发病者少见,男性略多。起病隐袭,发展缓慢,主要表现静止性震颤、肌张力增高、运动迟缓和姿势步态异常等,症状出现孰先孰后可因人而异。首发症状以震颤最多见(60%～70%),其次为步行障碍(12%)、肌强直(10%)和运动迟缓(10%)。症状常自一侧上肢开始,逐渐波及同侧下肢、对侧上肢与下肢,呈 N 字形的进展顺序(65%～70%);25%～30%的病例可自一侧的下肢开始,两侧下肢同时开始极少见,不少病例疾病晚期症状仍存在左右差异。

(一)静止性震颤

常为 PD 的首发症状,多由一侧上肢远端(手指)开始,逐渐扩展到同侧下肢及对侧肢体,上肢震颤幅度较下肢明显,下颌、口唇、舌及头部常最后受累。典型表现静止性震颤,拇指与屈曲示指呈搓丸样动作,节律 4～6 Hz,静止时出现,精神紧张时加重,随意动作时减轻,睡眠时消失;常伴交替旋前与旋后、屈曲与伸展运动。令患者活动一侧肢体如握拳或松拳,可引起另侧肢体出现震颤,该试验有助于发现早期轻微震颤。少数患者尤其 70 岁以上发病者可能不出现震颤。部分患者可合并姿势性震颤。

(二)肌强直

锥体外系病变导致屈肌与伸肌张力同时增高,关节被动运动时始终保持阻力增高,似弯曲软铅管,称为铅管样强直,如患者伴有震颤,检查者感觉在均匀阻力中出现断续停顿,如同转动齿轮,称为齿轮样强直,是肌强直与静止性震颤叠加所致。这两种强直与锥体束受损的折刀样强直不同,后者可伴腱反射亢进及病理征。

以下的临床试验有助于发现轻微的肌强直:①令患者运动对侧肢体,被检肢体肌强直可更明显;②头坠落试验:患者仰卧位,快速撤离头下枕头时头常缓慢落下,而非迅速落下;③令患者把双肘置于桌上,使前臂与桌面成垂直位,两臂及腕部肌肉尽量放松,正常人此时腕关节与前臂约成 90°屈曲,PD 患者腕关节或多或少保持伸直,好像竖立的路标,称为"路标现象"。老年患者肌强直可能引起关节疼痛,是肌张力增高使关节血供受阻所致。

(三)运动迟缓

表现为随意动作减少,包括始动困难和运动迟缓,因肌张力增高、姿势反射障碍出现一系列特征性运动障碍症状,如起床、翻身、步行和变换方向时运动迟缓,面部表情肌活动减少,常双眼凝视,瞬目减少,呈面具脸;以及手指精细动作如扣纽扣、系鞋带等困难,书写时字愈写愈小,称为写字过小征等。口、咽、腭肌运动障碍,使讲话缓慢,语音低沉单调,流涎等,严重时吞咽困难。

(四)姿势步态异常

患者四肢、躯干和颈部肌强直呈特殊屈曲体姿,头部前倾,躯干俯屈,上肢肘关节屈曲,腕关节伸直,前臂内收,指间关节伸直,拇指对掌。下肢髋关节与膝关节均略呈弯曲,随疾病进展姿势障碍加重,晚期自坐位、卧位起立困难。早期下肢拖曳,逐渐变为小步态,起步困难,起步后前冲,越走越快,不能及时停步或转弯,称慌张步态,行走时上肢摆动减少或消失;因躯干僵硬,转弯时躯干与头部联带小步转弯,与姿势平衡障碍导致重心不稳有关。患者害怕跌倒,遇小障碍物也要停步不前。

(五)非运动症状

PD 的非运动症状包括疾病早期常出现的嗅觉减退、快动眼期睡眠行为障碍、便秘等症状。

(1)嗅觉缺失经常出现在运动症状前,是 PD 的早期特征,嗅觉检测作为一种可能的生物学标记物,有助于将来对 PD 高危人群的识别。

(2)抑郁症在 PD 患者中常见,约占患者的 50%,多为疾病本身的表现,患者可能同时伴有 5-羟色胺递质功能减低;通常应用 5-羟色胺再摄取抑制剂,如舍曲林 50 mg、西酞普兰 20 mg 等治疗可改善。运动症状好转常可使抑郁症状缓解。

(3)快动眼期睡眠行为障碍(RBD)可见于 30% 的 PD 患者,20%~38% 的 RBD 患者可能发展为 PD。与正常人相比,RBD 患者存在明显的嗅觉障碍、颜色辨别力及运动速度受损。功能影像学显示特发性 RBD 患者纹状体内存在多巴胺转运体减少,RBD 同样可能是 PD 的早期标志物,其确切的病理基础尚不清楚,可能与蓝斑下核及桥脚核等下位脑干病变有关。

(4)便秘是 PD 患者的常见症状,具有顽固性、反复性、波动性及难治性等特点。可能与肠系膜神经丛的神经元变性导致胆碱能功能降低,胃肠道蠕动减弱有关,此外,抗胆碱药等抗帕金森病药物可使蠕动功能下降,加重便秘。

(5)其他症状:诸如皮脂腺、汗腺分泌亢进引起脂颜、多汗,交感神经功能障碍导致直立性低血压等;部分患者晚期出现轻度认知功能减退或痴呆、视幻觉等,通常不严重。

(六)辅助检查

(1)PD 患者的 CT、MRI 检查通常无特征性异常。

(2)生化检测:高效液相色谱-电化学法(HPLC-EC)检测患者 CSF 和尿中高香草酸(HVA)含量降低,放射免疫法检测 CSF 中生长抑素含量降低。血及脑脊液常规检查无异常。

(3)基因及生物标志物:家族性 PD 患者可采用 DNA 印迹技术、PCR、DNA序列分析等检测基因突变。采用蛋白组学等技术检测血清、CSF、唾液中 α-突触核蛋白、DJ-1 等潜在的早期 PD 生物学标志物。

(4)超声检查可见对侧中脑黑质的高回声(图 5-2)。

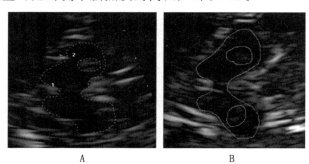

A   B

图 5-2　帕金森的超声表现

A.偏侧帕金森病对侧中脑黑质出现高回声;B.双侧帕金森病两侧中脑黑质出现高回声

(5)功能影像学检测:①DA 受体功能显像,PD 纹状体 DA 受体,主要是 D_2 受体功能发生改变,PET 和 SPECT 可动态观察 DA 受体,SPECT 较简便经济,特异性 D_2 受体标记物[123]I Iodobenzamide(^{123}I-IBZM)合成使 SPECT 应用广泛。②DA 转运体(dopa-mine transporter,DAT)功能显像,纹状体突触前膜 DAT 可调控突触间隙中 DA 有效浓度,使 DA 对突触前和突触后受体发生时间依赖性激动,早期 PD 患者 DAT 功能较正常下降 $31\% \sim 65\%$,应用[123]I-β-CIT PET 或[99m]Tc-TRODAT-1 SPECT 可检测 DAT 功能,用于 PD 早期和亚临床诊断(图 5-3)。③神经递质功能显像,[18]F-dopa 透过血-脑屏障入脑,多巴脱羧酶将

^{18}F-dopa 转化为 ^{18}F-DA,PD 患者纹状体区 ^{18}F-dopa 放射性聚集较正常人明显减低,提示多巴脱羧酶活性降低。

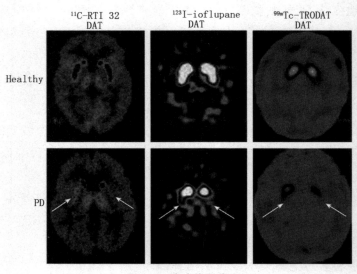

图 5-3 脑功能影像

显示帕金森病患者的纹状体区 DAT 活性降低

(6)药物试验:目前临床已很少采用。

左旋多巴试验:①试验前 24 小时停用左旋多巴、多巴胺受体激动剂、抗胆碱能药、抗组胺药;②试验前 30 分钟和试验开始前各进行 1 次临床评分;③早 8～9 时患者排尿便,然后口服 375～500 mg 多巴丝肼;④服药 45～150 分钟按 UP-DRS-Ⅲ量表测试患者的运动功能;⑤病情减轻为阳性反应。

多巴丝肼弥散剂试验:药物吸收快,很快达到有效浓度,代谢快,用药量较小,可短时间(10～30 分钟)内确定患者对左旋多巴反应。对 PD 诊断、鉴别诊断及药物选择等有价值。

阿扑吗啡试验:①②项同左旋多巴试验;③皮下注射阿扑吗啡 2 mg;④用药后 30～120 分钟,测试患者的运动功能,病情减轻为阳性反应,如阴性可分别隔 4 小时用 3 mg、5 mg 或 10 mg 阿扑吗啡重复试验。

六、诊断及鉴别诊断

(一)诊断

英国帕金森病协会脑库(UKPDBB)诊断标准以及中国帕金森病诊断标准均依据中老年发病,缓慢进展性病程,必备运动迟缓及至少具备静止性震颤、肌强直或姿势步态障碍中的一项,结合对左旋多巴治疗敏感即可作出临床诊断(表5-1)。联合嗅觉、经颅多普勒超声及功能影像(PET/SPECT)检查有助于早期发现临床前帕金森病。帕金森病的临床与病理诊断符合率约为80%。

表 5-1　英国 PD 协会脑库(UKPDBB)临床诊断标准

包括标准	排除标准	支持标准
·运动迟缓(随意运动启动缓慢,伴随重复动作的速度和幅度进行性减少)	·反复卒中病史,伴随阶梯形进展的 PD 症状	确诊 PD 需具备以下 3 个或 3 个以上的条件
·并至少具备以下中的一项:肌强直;4～6 Hz 静止性震颤;不是由于视力、前庭或本体感觉障碍导致的姿势不稳	·反复脑创伤病史 ·明确的脑炎病史 ·动眼危象 ·在服用抗精神病类药物过程中出现症状 ·一个以上的亲属发病 ·病情持续好转 ·起病 3 年后仍仅表现单侧症状 ·核上性凝视麻痹 ·小脑病变体征 ·疾病早期严重的自主神经功能紊乱 ·早期严重的记忆、语言和行为习惯紊乱的痴呆 ·Batinski 征阳性 ·CT 扫描显示脑肿瘤或交通性脑积水 ·大剂量左旋多巴治疗无效(排除吸收不良导致的无效) ·MPTP 接触史	·单侧起病 ·静止性震颤 ·疾病逐渐进展 ·持久性的症状不对称,以患侧受累更重 ·左旋多巴治疗有明显疗效(70%～100%) ·严重的左旋多巴诱导的舞蹈症 ·左旋多巴疗效持续 5 年或更长时间 ·临床病程 10 年或更长时间

(二)鉴别诊断

PD 主要须与其他原因引起的帕金森综合征鉴别(表5-2)。在所有帕金森综合征中,约 75% 为原发性帕金森病,约 25% 为其他原因引起的帕金森综合征。

1.继发性帕金森综合征

有明确的病因可寻,如感染、药物、中毒、脑动脉硬化、创伤等。继发于甲型脑炎(即昏睡性脑炎)后的帕金森综合征,目前已罕见。多种药物均可导致药物性帕金森综合征,一般是可逆的。在拳击手中偶见头部创伤引起的帕金森综合征。老年人基底核区多发性腔隙性梗死可引起血管性帕金森综合征,患者有高血压、动脉硬化及卒中史,步态障碍较明显,震颤少见,常伴锥体束征。

表 5-2　帕金森病与帕金森综合征的分类

1.原发性

- 原发性帕金森病
- 少年型帕金森综合征

2.继发性(后天性、症状性)帕金森综合征

- 感染:脑炎后、慢病毒感染
- 药物:神经安定剂(吩噻嗪类及丁酰苯类)、利血平、甲氧氯普胺、α-甲基多巴、锂剂、氟桂利嗪、桂利嗪
- 毒物:MPTP 及其结构类似的杀虫剂和除草剂、一氧化碳、锰、汞、二硫化碳、甲醇、乙醇
- 血管性:多发性脑梗死、低血压性休克
- 创伤:拳击性脑病
- 其他:甲状旁腺功能异常、甲状腺功能减退、肝脑变性、脑瘤、正压性脑积水

3.遗传变性性帕金森综合征

- 常染色体显性遗传路易小体病、亨廷顿病、肝豆状核变性、Hallervorden-Spatz 病、橄榄脑桥小脑萎缩、脊髓小脑变性、家族性基底核钙化、家族性帕金森综合征伴周围神经病、神经棘红细胞增多症、苍白球黑质变性

4.多系统变性(帕金森叠加征群)

- 进行性核上性麻痹、Shy-Drager 综合征、纹状体黑质变性、帕金森综合征-痴呆-肌萎缩性侧索硬化复合征、皮质基底核变性、阿尔茨海默病、偏侧萎缩-偏侧帕金森综合征

2.伴发于其他神经变性疾病的帕金森综合征

不少神经变性疾病具有帕金森综合征表现。这些神经变性疾病各有其特点,有些为遗传性,有些为散发的,除程度不一的帕金森症状外,还有其他症状,如不自主运动、垂直性眼球凝视障碍(见于进行性核上性麻痹)、直立性低血压(Shy-Drager 综合征)、小脑性共济失调(橄榄脑桥小脑萎缩)、出现较早且严重的痴呆(路易体痴呆)、角膜色素环(肝豆状核变性)、皮质复合感觉缺失、锥体束征和失用、失语(皮质基底核变性)等。此外,所伴发的帕金森病症状,经常以强直、少动为主,静止性震颤很少见,对左旋多巴治疗不敏感。

3.早期患者须与原发性震颤、抑郁症、脑血管病鉴别

(1)原发性震颤较常见,约 1/3 的患者有家族史,在各年龄期均可发病,姿势性或动作性震颤为唯一的表现,无肌强直和运动迟缓,饮酒或用普萘洛而后震颤可显著减轻。

(2)抑郁症可伴表情贫乏、言语单调、随意运动减少,但无肌强直和震颤,抗抑郁剂治疗有效。

(3)早期帕金森病症状限于一侧肢体,患者常主诉一侧肢体无力或不灵活,若无震颤,易误诊为脑血管病,询问原发病和仔细体检易于鉴别。

七、治疗原则

帕金森病的治疗原则是采取综合治疗,包括药物治疗、手术治疗、康复治疗、心理治疗等,目前应用的所有治疗手段,只能改善症状,不能阻止病情发展。其中药物治疗是首选的主要的治疗手段。

八、药物治疗

(一)药物治疗原则

应从小剂量开始,缓慢递增,以较小剂量达到较满意的疗效。治疗应考虑个体化特点,用药选择不仅要考虑病情特点,而且要考虑患者的年龄、就业状况、经济承受能力等因素。药物治疗目标是延缓疾病进展、控制症状,并尽可能延长症状控制的年限,同时尽量减少药物不良反应和并发症。

(二)保护性治疗

目的是延缓疾病发展,改善患者症状。原则上,帕金森病一旦被诊断就应及早进行保护性治疗。目前临床应用的保护性治疗药物主要是单胺氧化酶 B 型(MAO-B)抑制剂。曾报道司来吉兰＋维生素 E 疗法(deprenyl and tocopherol an-tioxidation therapy of parkinsonism,DATATOP)可推迟使用左旋多巴、延缓疾病发展约 9 个月,可用于早期轻症 PD 患者;但司来吉兰的神经保护作用仍未定论。多巴胺受体激动剂和辅酶 Q_{10} 也可能有神经保护作用。

(三)症状性治疗

选择药物的原则如下。

(1)老年前期(年龄＜65 岁)患者,且不伴智能减退,可以选择:①多巴胺受体激动剂;②MAO-B抑制剂司来吉兰,或加用维生素 E;③复方左旋多巴＋儿茶酚-氧位-甲基转移酶(COMT)抑制剂;④金刚烷胺和/或抗胆碱能药:震颤明显而其他抗帕金森病药物效果不佳时,可试用抗胆碱能药;⑤复方左旋多巴:一般在①、②、④方案治疗效果不佳时加用。在某些患者,如果出现认知功能减退,或因特殊工作之需,需要显著改善运动症状,复方左旋多巴也可作为首选。

(2)老年期(年龄≥65 岁)患者或伴智能减退:首选复方左旋多巴,必要时可加用多巴胺受体激动剂、MAO-B抑制剂或 COMT 抑制剂。尽可能不用苯海索,尤其老年男性患者,除非有严重震颤,并明显影响患者的日常生活或工作能力时。

(四)治疗药物

1.抗胆碱能药

抑制 ACh 的活力,可提高脑内 DA 的效应和调整纹状体内的递质平衡,临床常用盐酸苯海索(安坦,artane)。对震颤和强直有效,对运动迟缓疗效较差,适于震颤明显年龄较轻的患者。常用1~2 mg口服,每天 3 次。该药改善症状短期效果较明显,但常见口干、便秘和视物模糊等不良反应,偶可见神经精神症状。闭角型青光眼及前列腺肥大患者禁用。中国指南建议苯海索由于有较多的不良反应,尽可能不用,尤其老年男性患者。

2.金刚烷胺

促进神经末梢 DA 释放,阻止再摄取,可轻度改善少动、强直和震颤等。起始剂量 50 mg,每天 2~3 次,1 周后增至 100 mg,每天 2~3 次,一般不超过 300 mg/d,老年人不超过 200 mg/d。药效可维持数月至一年。不良反应较少,如不安、意识模糊、下肢网状青斑、踝部水肿和心律失常等,肾功能不全、癫痫、严重胃溃疡和肝病患者慎用,哺乳期妇女禁用。

3.左旋多巴(L-dopa)及复方左旋多巴

PD 患者迟早要用到 L-dopa 治疗。L-dopa 可透过血-脑屏障,被脑 DA 能神经元摄取后脱羧变为 DA,改善症状,对震颤、强直、运动迟缓等运动症状均有效。由于 95%以上的 L-dopa 在外周脱羧成为 DA,仅约 1%通过血-脑屏障进入脑内,为减少外周不良反应,增强疗效,多用 L-dopa 与外周多巴脱羧酶抑制剂(DCI)按 4∶1 制成的复方左旋多巴制剂,用量较 L-dopa 减少 3/4。

(1)复方左旋多巴剂型:包括标准片、控释片、水溶片等。

1)标准片:多巴丝肼(Madopar)由 L-dopa 与苄丝肼按 4∶1 组成,多巴丝肼 250 为 L-dopa 200 mg加苄丝肼 50 mg,多巴丝肼 125 为 L-dopa 100 mg 加苄丝肼 25 mg;国产多巴丝肼胶囊成分与多巴丝肼相同。息宁(Sinemet)250 和 Sinemet 125 是由 L-dopa 与卡比多巴按 4∶1 组成。

2)控释片:有多巴丝肼液体动力平衡系统(madopar-HBS)和息宁控释片(sinemet CR)。①多巴丝肼-HBS:剂量为 125 mg,由 L-dopa100 mg 加苄丝肼 25 mg 及适量特殊赋形剂组成。口服后药物在胃内停留时间较长,药物基质表面先形成水化层,通过弥散作用逐渐释放,在小肠 pH 较高的环境中逐渐被吸收。多种因素可影响药物的吸收,如药物溶解度、胃液与肠液的 pH、胃排空时间等。本品不应与制酸药同时服用。②息宁控释片(sinemet CR):L-dopa 200 mg 加卡比多巴 50 mg,制剂中加用单层分子基质结构,药物不断溶释,达到缓释效果,口服后 120～150 分钟达到血浆峰值浓度;片中间有刻痕,可分为半片服用。

3)水溶片:弥散型多巴丝肼(madopar dispersible),剂量为 125 mg,由 L-dopa 100 mg 加苄丝肼 25 mg 组成。其特点是易在水中溶解,吸收迅速,很快达到治疗阈值浓度。

(2)用药时机:何时开始复方左旋多巴治疗尚有争议,长期用药会产生疗效减退、症状波动及异动症等运动并发症。一般应根据患者年龄、工作性质、症状类型等决定用药。年轻患者可适当推迟使用,患者因职业要求不得不用 L-dopa 时应与其他药物合用,减少复方左旋多巴剂量。年老患者可早期选用 L-dopa,因发生运动并发症机会较少,对合并用药耐受性差。

(3)用药方法:从小剂量开始,根据病情逐渐增量,用最低有效量维持。①标准片:复方左旋多巴开始用 62.5 mg(1/4 片),每天 2～4 次,根据需要逐渐增至 125 mg,每天 3～4 次;最大剂量一般不超过 250 mg,每天 3～4 次;空腹(餐前 1 小时或餐后 2 小时)用药疗效好。②控释片:优点是减少服药次数,有效血药浓度稳定,作用时间长,可控制症状波动;缺点是生物利用度较低,起效缓慢,标准片转换成为控释片时每天剂量应相应增加并提前服用;适于症状波动或早期轻症患者。③水溶片:易在水中溶解,吸收迅速,10 分钟起效,作用维持时间与标准片相同,该剂型适用于有吞咽障碍或置鼻饲管、清晨运动不能、"开-关"现象和剂末肌张力障碍患者。

(4)运动并发症及其他药物不良反应:主要有周围性和中枢性两类,前者为恶心、呕吐、低血压、心律失常(偶见);后者有症状波动、异动症和精神症状等。前者的不良反应可以通过小剂量开始渐增剂量、餐后服药、加用多潘立酮等可避免或减轻上述症状。后者的不良反应都在长期用药后发生,一般经过 5 年治疗后,约 50％患者会出现症状波动或异动症等运动并发症。具体处理详见本节运动并发症的治疗。

4.DA 受体激动剂

DA 受体包括 5 种类型,D_1 受体和 D_2 受体亚型与 PD 治疗关系密切。DA 受体激动剂可:①直接刺激纹状体突触后 DA 受体,不依赖于多巴脱羧酶将 L-dopa 转化为 DA 发挥效应;②血浆半衰期(较复方左旋多巴)长;③推测可持续而非波动性刺激 DA 受体,预防或延迟运动并发症发生;PD 早期单用 DA 受体激动剂有效,若与复方左旋多巴合用,可提高疗效,减少复方左旋多巴用量,且可减少或避免症状波动或异动症的发生。

(1)适应证:PD 后期患者用复方左旋多巴治疗产生症状波动或异动症,加用

DA 受体激动剂可减轻或消除症状,减少复方左旋多巴用量。疾病后期黑质纹状体 DA 能系统缺乏多巴脱羧酶,不能把外源性 L-dopa 脱羧转化为 DA,用复方左旋多巴无效,用 DA 受体激动剂可能有效。发病年纪轻的早期患者可单独应用,应从小剂量开始,渐增量至获得满意疗效。不良反应与复方左旋多巴相似,症状波动和异动症发生率低,直立性低血压和精神症状发生率较高。

(2)该类药物有两种类型:麦角类和非麦角类。目前大多推荐非麦角类 DA 受体激动剂,尤其是年轻患者病程初期。这类长半衰期制剂能避免对纹状体突触后膜 DA 受体产生"脉冲"样刺激,从而预防或减少运动并发症的发生。麦角类 DA 受体激动剂可导致心脏瓣膜病和肺胸膜纤维化,多不主张使用。

1)麦角类:①溴隐亭为 D_2 受体激动剂,开始 0.625 mg/d,每隔 3~5 天增加 0.625 mg,通常治疗剂量 7.5~15 mg/d,分 3 次口服;不良反应与左旋多巴类似,错觉和幻觉常见,精神病病史患者禁用,相对禁忌证包括近期心肌梗死、严重周围血管病和活动性消化性溃疡等。②α-二氢麦角隐亭,2.5 mg,每天 2 次,每隔 5 天增加 2.5 mg,有效剂量 30~50 mg/d,分 3 次口服。上述四种药物之间的参考剂量转换为:吡贝地尔:普拉克索:溴隐亭:α-二氢麦角隐亭为100:1:10:60。③卡麦角林是所有 DA 受体激动剂中半衰期最长(70 小时),作用时间最长,适于 PD 后期长期应用复方左旋多巴产生症状波动和异动症患者,有效剂量 2~10 mg/d,平均 4 mg/d,只需每天 1 次,较方便。④利舒脲具有较强的选择性 D_2 受体激动作用,对 D_1 受体作用很弱。按作用剂量比,其作用较溴隐亭强 10~20 倍,但作用时间短于溴隐亭;其 $t_{1/2}$ 短(平均2.2 小时),该药为水溶性,可静脉或皮下输注泵应用,主要用于因复方左旋多巴治疗出现明显的"开-关"现象者;治疗须从小剂量开始,0.05~0.1 mg/d,逐渐增量,平均有效剂量为 2.4~4.8 mg/d。

2)非麦角类:被美国神经病学学会、运动障碍学会,以及我国帕金森病治疗指南推荐为一线治疗药物。①普拉克索:为新一代选择性 D_2、D_3 受体激动剂,开始 0.125 mg,每天 3 次,每周增加 0.125 mg,逐渐加量至 0.5~1.0 mg,每天 3 次,最大不超过 4.5 mg/d;服用左旋多巴的 PD 晚期患者加服普拉克索可改善左旋多巴不良反应,对震颤和抑郁有效。②罗匹尼罗:用于早期或进展期 PD,开始 0.25 mg,每天 3 次,逐渐加量至 2~4 mg,每天 3 次,症状波动和异动症发生率低,常见意识模糊、幻觉及直立性低血压。③吡贝地尔(泰舒达缓释片):为缓释型选择性 D_2、D_3 受体激动剂,对中脑-皮质和边缘叶通路 D_3 受体有激动效应,改善震颤作用明显,对强直和少动也有作用;初始剂量 50 mg,每天1 次,第 2 周增至 50 mg,每天 2 次,有效剂量 150 mg/d,分 3 次口服,最大不超过 250 mg/d。

④罗替戈汀:为一种透皮贴剂,有4.5 mg/10 cm²,9 mg/20 cm²,13.5 mg/30 cm²,18 mg/40 cm²等规格;早期使用4.5 mg/10 cm²,以后视病情发展及治疗反应可增大剂量,均每天1贴;治疗PD优势为可连续、持续释放药物,消除首关效应,提供稳态血药水平,避免对DA受体脉冲式刺激,减少口服药治疗突然"中断"状态,减少服左旋多巴等药物易引起运动波动、"开-关"现象等。⑤阿扑吗啡:为D_1和D_2受体激动剂,可显著减少"关期"状态,对症状波动,尤其"开-关"现象和肌张力障碍疗效明显,采取笔式注射法给药后5～15分钟起效,有效作用时间60分钟,每次给药0.5～2 mg,每天可用多次,便携式微泵皮下持续灌注可使患者每天保持良好运动功能;也可经鼻腔给药。

5.单胺氧化酶B(MAO-B)抑制剂

抑制神经元内DA分解,增加脑内DA含量。合用复方左旋多巴有协同作用,减少L-dopa约1/4用量,延缓"开-关"现象。MAO-B抑制剂中的司来吉兰即丙炔苯丙胺,每次2.5～5 mg,每天2次,因可引起失眠,不宜傍晚服用。不良反应有口干、胃纳少和直立性低血压等,胃溃疡患者慎用。该药可与左旋多巴合用,亦可单独应用,可缓解PD症状,也可能有神经保护作用。第二代MAO-B抑制剂雷沙吉兰已投入临床应用,其作用优于第1代司来吉兰5～10倍,对各期PD患者症状均有改善作用,也可能有神经保护作用;其代谢产物为一种无活性非苯丙胺物质Aminoindan,安全性较第1代MAO-B抑制剂好。唑尼沙胺原为抗癫痫药,偶然发现应用唑尼沙胺300 mg/d有效控制癫痫的同时,也显著改善PD症状,抗PD机制证实为抑制MAO-B活性。

6.儿茶酚-氧位-甲基转移酶(COMT)抑制剂

COMT是由脑胶质细胞分泌参与DA分解酶之一。COMT抑制剂通过抑制脑内、脑外COMT活性,提高左旋多巴生物利用度,显著改善左旋多巴疗效。COMT抑制剂本身不会对CNS产生影响,在外周主要阻止左旋多巴被COMT催化降解成3-氧甲基多巴。须与复方左旋多巴合用,单独使用无效,用药次数一般与复方左旋多巴次数相同。主要用于中晚期PD患者的剂末现象、"开-关"现象等症状波动的治疗,可使"关"期时限缩短,"开"期时限增加,也推荐用于早期PD患者初始治疗,希望通过持续DA能刺激(CDS),以推迟出现症状波动等运动并发症,但尚有待进一步研究证实。

(1)恩他卡朋:亦名珂丹,是周围COMT抑制剂,100～200 mg口服;可提高CNS对血浆左旋多巴利用,提高血药浓度,增强左旋多巴疗效,减少临床用量;该药耐受性良好,主要不良反应是胃肠道症状,尿色变浅,但无严重肝功能损害报道。

（2）托卡朋：亦名答是美，100～200 mg 口服；该药是治疗 PD 安全有效的辅助药物，不良反应有腹泻、意识模糊、转氨酶升高，偶有急性重症肝炎报道，应注意肝脏毒副作用，用药期间须监测肝功能。

7.腺苷 A_{2A} 受体阻断剂

腺苷 A_{2A} 受体在基底核选择性表达，与运动行为有关。多项证据表明，阻断腺苷 A_{2A} 受体能够减轻 DA 能神经元的退变。

伊曲茶碱是一种新型腺苷 A_{2A} 受体阻断剂，可明显延长 PD 患者"开期"症状，缩短"关期"，具有良好安全性和耐受性，临床上已用于 PD 治疗。

（五）治疗策略

1.早期帕金森病治疗（Hoehn＆Yahr Ⅰ～Ⅱ级）

疾病早期若病情未对患者造成心理或生理影响，应鼓励患者坚持工作，参与社会活动和医学体疗（关节活动、步行、平衡及语言锻炼、面部表情肌操练、太极拳等），可暂缓用药。若疾病影响患者的日常生活和工作能力，应开始症状性治疗。

2.中期帕金森病治疗（Hoehn＆Yahr Ⅲ级）

若在早期阶段首选 DA 受体激动剂、司来吉兰或金刚烷胺/抗胆碱能药治疗的患者，发展至中期阶段时症状改善往往已不明显，此时应添加复方左旋多巴治疗；若在早期阶段首选小剂量复方左旋多巴治疗患者，应适当增加剂量，或添加 DA 受体激动剂、司来吉兰或金刚烷胺，或 COMT 抑制剂。

3.晚期帕金森病治疗（Hoehn＆Yahr Ⅳ～Ⅴ级）

晚期帕金森病临床表现极复杂，包括疾病本身进展，也有药物不良反应因素。晚期患者治疗，一方面继续力求改善运动症状，另一方面需处理伴发的运动并发症和非运动症状。

（六）运动并发症治疗

运动并发症，如症状波动和异动症是晚期 PD 患者治疗中最棘手的问题，包括药物剂量、用法等治疗方案调整及手术治疗（主要是脑深部电刺激术）。

1.症状波动的治疗

症状波动有 3 种形式。

（1）疗效减退或剂末恶化：指每次用药的有效作用时间缩短，症状随血液药物浓度发生规律性波动，可增加每天服药次数或增加每次服药剂量或改用缓释剂,也可加用其他辅助药物。

（2）"开-关"现象：指症状在突然缓解（"开期"）与加重（"关期"）之间波动,开期常伴异动症;多见于病情严重者,发生机制不详,与服药时间、血浆药物浓度无关;处理困难,可试用 DA 受体激动剂。

（3）冻结现象：患者行动踌躇,可发生于任何动作,突出表现是步态冻结,推测是情绪激动使细胞过度活动,增加去甲肾上腺素能介质输出所致;如冻结现象发生在复方左旋多巴剂末期,伴 PD 其他体征,增加复方左旋多巴单次剂量可使症状改善;如发生在"开期",减少复方左旋多巴剂量,加用 MAO-B 抑制剂或 DA 受体激动剂或许有效,部分患者经过特殊技巧训练也可改善。

2.异动症的治疗

异动症（abnormal involuntary movements,AIMs）又称为运动障碍,常表现舞蹈-手足徐动症样、肌张力障碍样动作,可累及头面部、四肢及躯干。

异动症常见的 3 种形式是：①剂峰异动症或改善-异动症-改善（improvement-dyskinesia-improvement,I-D-I）,常出现在血药浓度高峰期（用药 1~2 小时）,与用药过量或 DA 受体超敏有关,减少复方左旋多巴单次剂量可减轻异动症,晚期患者治疗窗较窄,减少剂量虽有利于控制异动症,但患者往往不能进入"开期",故减少复方左旋多巴剂量时需加用 DA 受体激动剂。②双相异动症或异动症-改善-异动症（dyskinesia-improvement-dyskinesia,D-I-D）,剂峰和剂末均可出现,机制不清,治疗困难,可尝试增加复方左旋多巴每次剂量或服药次数,或加用 DA 受体激动剂。③肌张力障碍,常表现足或小腿痛性痉挛,多发生于清晨服药前,可睡前服用复方左旋多巴控释剂或长效 DA 受体激动剂,或起床前服用弥散型多巴丝肼或标准片;发生于剂末或剂峰的肌张力障碍可相应增减复方左旋多巴用量。

不常见的异动症也有 3 种形式：①反常动作,可能由于情绪激动使神经细胞产生或释放 DA 引起少动现象短暂性消失;②少动危象,患者较长时间不能动,与情绪改变无关,是 PD 严重的少动类型,可能由于纹状体 DA 释放耗竭所致;③出没现象,表现出没无常的少动,与服药时间无关。

（七）非运动症状的治疗

帕金森病的非运动症状主要包括精神障碍、自主神经功能紊乱、感觉障碍等。

1.精神障碍的治疗

PD 患者的精神症状表现形式多种多样,如生动梦境、抑郁、焦虑、错觉、幻觉、欣快、轻躁狂、精神错乱及意识模糊等。治疗原则是首先考虑依次逐减或停用抗胆碱能药、金刚烷胺、DA 受体激动剂、司来吉兰等抗帕金森病药物;若采取以上措施患者仍有症状,可将复方左旋多巴逐步减量;经药物调整无效的严重幻觉、精神错乱、意识模糊可加用非经典抗精神病药如氯氮平、喹硫平;氯氮平被 B 级推荐,可减轻意识模糊和精神障碍,不阻断 DA 能药效,可改善异动症,但需定期监测粒细胞;喹硫平被 C 级推荐,不影响粒细胞数;奥氮平不推荐用于 PD 精神症状治疗(B 级推荐)。抑郁、焦虑、痴呆等可为疾病本身表现,用药不当可能加重。精神症状常随运动症状波动,"关期"出现抑郁、焦虑,"开期"伴欣快、轻躁狂,改善运动症状常使这些症状缓解。较重的抑郁症、焦虑症可用 5-羟色胺再摄取抑制剂。对认知障碍和痴呆可应用胆碱酯酶抑制剂,如石杉碱甲、多奈哌齐、利斯的明或加兰他敏。

2.自主神经功能障碍治疗

自主神经功能障碍常见便秘、排尿障碍及直立性低血压等。便秘增加饮水量和高纤维含量食物对大部分患者有效,停用抗胆碱能药,必要时应用通便剂;排尿障碍患者需减少晚餐后摄水量,可试用奥昔布宁、莨菪碱等外周抗胆碱能药;直立性低血压患者应增加盐和水摄入量,睡眠时抬高头位,穿弹力裤,从卧位站起宜缓慢,α 肾上腺素能激动剂米多君治疗有效。

3.睡眠障碍

较常见,主要为失眠和快速眼动期睡眠行为异常(RBD),可应用镇静安眠药。失眠若与夜间帕金森病运动症状相关,睡前需加用复方左旋多巴控释片。若伴不宁腿综合征(RLS)睡前加用 DA 受体激动剂如普拉克索,或复方左旋多巴控释片。

九、手术及干细胞治疗

(1)中晚期 PD 患者常不可避免地出现药物疗效减退及严重并发症,通过系统的药物调整无法解决时可考虑选择性手术治疗。苍白球损毁术的远期疗效不尽如人意,可能有不可预测的并发症,临床已很少施行。

目前,推荐深部脑刺激疗法(deep brain stimula-tion,DBS),优点是定位准确、损伤范围小、并发症少、安全性高和疗效持久等,缺点是费用昂贵。适应证为:①原发性帕金森病,病程 5 年以上;②服用复方左旋多巴曾有良好疗效,目前疗效明显下降或出现严重的运动波动或异动症,影响生活质量;③除外痴呆和严重的精神疾病。

（2）细胞移植：将自体肾上腺髓质或异体胚胎中脑黑质细胞移植到患者纹状体，纠正 DA 递质缺乏，改善 PD 运动症状，目前已很少采用。酪氨酸羟化酶（TH）、神经营养因子，如胶质细胞源性神经营养因子（GNDF）和脑源性神经营养因子（BDNF）基因治疗，以及干细胞，包括骨髓基质干细胞、神经干细胞、胚胎干细胞和诱导性潜能干细胞移植治疗在动物实验中显示出良好疗效，已进行少数临床试验也显示一定的疗效。随着基因治疗的目的基因越来越多，基因治疗与干细胞移植联合应用可能是将来发展的方向。

十、中医、康复及心理治疗

中药或针灸和康复治疗作为辅助手段对改善症状也可起到一定作用。对患者进行语言、进食、走路及各种日常生活训练和指导，日常生活帮助如设在房间和卫生间的扶手、防滑橡胶桌垫、大把手餐具等，可改善生活质量。适当运动如打太极拳等对改善运动症状和非运动症状可有一定的帮助。教育与心理疏导也是 PD 治疗中不容忽视的辅助措施。

十一、预后

PD 是慢性进展性疾病，目前尚无根治方法。多数患者发病数年仍能继续工作，也可能较快进展而致残。疾病晚期可因严重肌强直和全身僵硬，终至卧床不起。死因常为肺炎、骨折等并发症。

第二节　特发性震颤

特发性震颤（ET）又称原发性震颤，是一种常见的运动障碍性疾病，呈常染色体显性遗传，以姿势性和/或动作性震颤为主要特征，一般双上肢受累但一侧为重。病程多缓慢进展或不进展，呈良性过程，故又称良性震颤。

一、临床表现

（1）特发性震颤在人群中的患病率和发病率报道差别很大，各年龄组均可发病，但发病率随年龄增长而显著增加，发病没有性别差异，近半数患者有阳性家族史。

（2）起病隐袭，常从一侧上肢起病，很快累及对侧，很少累及下肢，大约 30%

的患者可累及头颈部,双上肢震颤多有不对称。

(3)震颤是唯一的临床表现,以姿势性和动作性震颤为主,震颤频率一般为4~12次/秒,初为间断性,情绪激动、饥饿、疲劳时加重,入睡后消失,但随着病程延长,可以变为持续性。体检除姿势性或动作性震颤外无其他阳性体征,有时可引出受累肢体齿轮感,为震颤所致。

二、辅助检查

本病实验室指标及头部影像学检查无特异表现。

三、诊断及分级

临床发现姿势性或动作性震颤,有阳性家族史,饮酒后减轻,不伴其他神经系统症状和体征,应考虑特发性震颤可能。

(一)诊断

美国运动障碍学会和世界震颤研究组织特发性震颤诊断标准。

1.核心诊断标准

(1)双手及前臂的动作性震颤。

(2)除齿轮现象外,不伴有神经系统其他体征。

(3)或仅有头部震颤,不伴肌张力障碍。

2.次要诊断标准

(1)病程超过3年。

(2)有阳性家族史。

(3)饮酒后震颤减轻。

3.排除标准

(1)伴有其他神经系统体征,或在震颤发生前不久有外伤史。

(2)由药物、焦虑、抑郁、甲亢等引起的生理亢进性震颤。

(3)有精神性(心因性)震颤病史。

(4)突然起病或分段进展。

(5)原发性直立性震颤。

(6)仅有位置特异性或目标特异性震颤,包括职业性震颤和原发性书写震颤。

(7)仅有言语、舌、颏或腿部震颤。

(二)分级

美国国立卫生研究院特发性震颤研究小组临床分级。

（1）0 级：无震颤。

（2）1 级：很轻微的震颤（不易发现）。

（3）2 级：易于发现的、幅度低于 2 cm 的、无致残性的震颤。

（4）3 级：明显的、幅度 2～4 cm 的、有部分致残性的震颤。

（5）4 级：严重的、幅度超过 4 cm 的、致残性的震颤。

四、鉴别诊断

（一）帕金森病

根据帕金森病特征性的静止性震颤以及肌强直和动作迟缓等其他症状体征可以鉴别。但特发性震颤患者合并帕金森病的发生率显著高于正常人群，常在稳定病程数年至数十年后出现其他震颤外的体征而确诊。

（二）直立性震颤

表现为站立时躯干和下肢的姿势性震颤，坐下或行走时减轻，也可累及上肢。

（三）生理性或全身疾病所致震颤

如甲亢，肾上腺疾病，药物性，中毒性等疾病根据相应病史和辅助检查可除外。

（四）其他神经系统疾病所致震颤

如小脑病变为意向性震颤，伴有共济失调等体征。其他神经系统疾病均不以震颤为唯一症状。

五、治疗

症状轻微，不影响功能活动或社交的可不予治疗。所有治疗措施对头部震颤效果均不佳。

（一）饮酒

多数患者在少量饮酒后震颤可暂时缓解。

（二）β-肾上腺素受体阻滞剂

能减轻震颤幅度但对震颤频率无影响，疗效的个体差异极大。一般采用普萘洛尔 60～90 mg/d，或阿罗洛尔 10～30 mg/d，分次服，最大剂量不超过 30 mg/d。相对禁忌证：心力衰竭，二至三度房室传导阻滞，哮喘，糖尿病有低血糖倾向时。

(三)其他

其他包括苯二氮䓬类、氯氮平、碳酸酐酶抑制剂等,局部注射 A 型肉毒毒素治疗等,可有部分疗效。

第三节　肌张力障碍

肌张力障碍是主动肌和拮抗肌收缩不协调或过度收缩引起的以肌张力异常动作和姿势为特征的运动障碍疾病。在锥体外系疾病中较为多见,仅次于帕金森病。根据病因可分为特发性和继发性;按肌张力障碍发生部位可分为局限性、节段性、偏身性和全身性;依起病年龄可分为儿童型、少年型和成年型。

一、病因及发病机制

特发性扭转性肌张力障碍迄今病因不明,可能与遗传有关,可为常染色体显性(30％～40％外显率)、常染色体隐性或 X 连锁隐性遗传,显性遗传的缺损基因 DYT$_1$ 已定位于 9 号常染色体长臂 9q32-34,编码一种 ATP 结合蛋白扭转蛋白 A,有些病例可发生在散发基础上。环境因素如创伤或过劳等可诱发特发性肌张力障碍基因携带者发病,如口-下颌肌张力障碍病前有面部或牙损伤史,一侧肢体过劳可诱发肌张力障碍如书写痉挛、乐器演奏家痉挛、打字员痉挛和运动员肢体痉挛等。

继发性肌张力障碍是纹状体、丘脑、蓝斑、脑干网状结构等病变所致,如肝豆状核变性、核黄疸、神经节苷脂沉积症、苍白球黑质红核色素变性、进行性核上性麻痹、特发性基底节钙化、甲状旁腺功能低下、中毒、脑血管病变、脑外伤、脑炎、药物(左旋多巴、吩噻嗪类、丁酰苯类、甲氧氯普胺)诱发等。

二、病理

特发性扭转痉挛可见非特异性病理改变,包括壳核、丘脑及尾状核小神经元变性,基底节脂质及脂色素增多。继发性扭转痉挛病理学特征随原发病不同而异;痉挛性斜颈、Meige 综合征、书写痉挛和职业性痉挛等局限性肌张力障碍病理上无特异性改变。

三、临床类型及表现

（一）扭转痉挛

扭转痉挛是全身性扭转性肌张力障碍,以四肢、躯干或全身剧烈而不随意的扭转动作和姿势异常为特征。发作时肌张力增高。扭转痉挛中止后肌张力正常或减低,故也称变形性肌张力障碍。按病因可分为特发性和继发性两型。

1.特发性扭转性肌张力障碍

儿童期起病的肌张力障碍,通常有家族史,出生及发育史正常,多为特发性。症状常自一侧或两侧下肢开始,逐渐进展至广泛不自主扭转运动和姿势异常,导致严重功能障碍。

2.继发性扭转性肌张力障碍

成年期起病的肌张力障碍多为散发,可查到病因。症状常自上肢或躯干开始,约20％的患者最终发展为全身性肌张力障碍,一般不发生严重致残。体检可见异常运动、姿势,如手臂过度旋前、屈腕、指伸直、腿伸直和足跖屈内翻,躯干过屈或过伸等,以躯干为轴扭转最具特征性;可出现扮鬼脸、痉挛性斜颈、睑痉挛、口-下颌肌张力障碍等,缺乏其他神经系统体征。

（二）局限性扭转性肌张力障碍

可为特发性扭转性肌张力障碍的某些特点孤立出现,如痉挛性斜颈、睑痉挛、口-下颌肌张力障碍、痉挛性发音困难(声带)和书写痉挛等。有家族史的患者可作为特发性扭转性肌张力障碍顿挫型,无家族史可代表成年发病型的局部表现,但成人发病的局限性肌张力障碍也可有家族性基础。为常染色体显性遗传,与18p31基因(DYT$_7$)突变有关。

1.痉挛性斜颈

痉挛性斜颈是胸锁乳突肌等颈部肌群阵发性不自主收缩引起颈部向一侧扭转,或阵发性倾斜,是锥体外系器质性疾病之一。少数痉挛性斜颈属精神性(心因性、癔症性)斜颈。

(1)本病可见于任何年龄组,但以中年人最为多见,女性多于男性。早期常为发作性,最终颈部持续地偏向一侧,一旦发病常持续终身,起病18个月内偶有自发缓解。药物治疗常不满意。

(2)起病多缓慢(癔症性斜颈例外),颈部深、浅肌群均可受累,但以一侧胸锁乳突肌和斜方肌受损症状较突出。患肌因痉挛收缩触诊有坚硬感,久之可发生肥大。

（3）一侧胸锁乳突肌受累，头颈偏转向健侧；双侧胸锁乳突肌病变，则头颈前屈；双侧斜方肌病变，则头后仰。症状可因情绪激动而加重，头部得到支持时可减轻，睡眠时消失。

（4）癔症性斜颈常在受精神刺激后突然起病，症状多变，经暗示治疗后可迅速好转。

2.Meige 综合征

主要累及眼肌和口、下颌肌肉，表现睑痉挛和口-下颌肌张力障碍，两者都可作为孤立的局限性肌张力障碍出现，为 Meige 综合征不完全型，如两者合并出现为完全型。

（1）睑痉挛表现：不自主眼睑闭合，痉挛持续数秒至数分钟。多为双眼，少数由单眼起病渐波及双眼，精神紧张、阅读、注视时加重，讲话、唱歌、张口、咀嚼和笑时减轻，睡眠时消失。

（2）口-下颌肌张力障碍表现：不自主张口闭口、撇嘴、咧嘴、噘嘴和缩拢口唇、伸舌扭舌等。严重者可使下颌脱臼、牙齿磨损以至脱落、撕裂牙龈、咬掉舌和下唇、影响发声和吞咽等，讲话、咀嚼可触发痉挛，触摸下颌或压迫颏下部可减轻，睡眠时消失。

3.书写痉挛

执笔书写时手和前臂出现肌张力障碍姿势，表现握笔如握匕首、手臂僵硬、手腕屈曲、肘部不自主地向外弓形抬起、手掌面向侧面等，但做其他动作正常。本病也包括其他职业性痉挛如弹钢琴、打字，以及使用螺丝刀或餐刀等。药物治疗通常无效，让患者学会用另一只手完成这些任务是必要的。

4.手足徐动症

手足徐动症也称指痉症，指以肢体远端为主的缓慢、弯曲、蠕动样不自主运动，极缓慢的手足徐动也可导致姿势异常，需与扭转痉挛鉴别。前者不自主运动主要位于肢体远端，后者主要侵犯颈肌、躯干肌及四肢的近端肌，以躯干为轴的扭转或螺旋样运动是其特征。本病症可见于多种疾病引起的脑损害，如基底节大理石样变性、脑炎、产后窒息、早产、胆红素脑病、肝豆状核变性等。

四、诊断及鉴别诊断

(一)诊断

首先应确定患者是否为肌张力障碍，然后区分是特发性或继发性肌张力障碍。通常，前者的发病年龄较小，可有遗传家族史，除肌张力障碍外，常无其他锥体系或锥体外系受损的症状和体征。从病史的详细询问和体格检查、相关的辅助检查,如脑脊液、血和尿化验、神经影像及电生理学检查中未找到继发性脑和/或脊髓损害的证据,基因分析有助于确定诊断。而继发性肌张力障碍与之相反,除发病年龄较大外,以局限性肌张力障碍多见,体格检查、辅助检查可发现许多继发的原因及脑、脊髓病理损害证据。常见肌张力障碍疾病临床特征见表 5-3。

表 5-3 常见肌张力障碍疾病临床特征鉴别要点

鉴别要点	扭转痉挛	Miege 综合征	痉挛性斜颈	迟发性运动障碍
发病年龄及性别	儿童,成年男性多见	50 岁以后,女性多于男性	青年、中年	服用氟哌啶醇、氯丙嗪数年后,老年及女性多见
临床特征	面肌、颈肩肌、呼吸肌快速抽动,短促而频繁,具有刻板性	面肌眼睑肌、唇肌、舌肌、颈阔肌强直性痉挛	颈部肌肉的痉挛抽动、偏斜及伸屈	面肌、口肌、体轴肌、肢体肌的强直性痉挛
	紧张时加剧,安静时轻,入睡后消失	用手指触摸下颌减轻,行走、强光、阅读时加重,睡眠时消失	行动时加剧,平卧时减轻,入睡后消失,患肌坚硬肥大	随意运动,情绪紧张、激动时加重,睡眠中消失
	伴秽语者为秽语抽动症			
治疗	地西泮、氯硝西泮	氟哌啶醇	苯海索、左旋多巴	停服抗精神病药应缓慢
	小剂量氟哌啶醇	苯海索、左旋多巴	氟哌啶醇	
	心理治疗	肉毒毒素局部注射	肉毒毒素局部注射	利血平、氟硝西泮、氯氮平
			手术治疗	

(二)鉴别诊断

(1)面肌痉挛:常为一侧眼睑或面肌的短暂抽动,不伴口-下颌不自主运动,可与睑痉挛或口-下颌肌张力障碍区别。

(2)僵人综合征:需与肌张力障碍区别,前者表现为发作性躯干肌(颈脊旁肌和腹肌)和四肢近端肌僵硬和强直,明显限制患者主动运动,且常伴疼痛,在自然睡眠后肌僵硬完全消失,休息和肌肉放松时肌电图检查均出现持续运动单位电活动,不累及面肌和肢体远端肌。

(3)颈部骨骼肌先天性异常所致先天性斜颈(患者年龄较小,是由颈椎先天缺如或融合、胸锁乳突肌血肿、炎性纤维化所致)、局部疼痛刺激引起的症状性斜颈及癔症性斜颈。需与痉挛性斜颈鉴别。但前组都存在明确原因,同时能检出引致斜颈的异常体征,可资鉴别。

五、治疗

(一)特发性扭转性肌张力障碍

药物治疗可部分改善异常运动。

1.左旋多巴

对一种多巴反应性肌张力障碍有明显的效果,对其他类型的肌张力障碍也有一定的效果。

2.抗胆碱能药

大剂量的苯海索 20 mg 口服,每天 3 次,可控制症状。

3.镇静剂

能有效地缓解扭转痉挛,并能降低肌张力,部分患者有效。地西泮 5～10 mg 或硝西泮 5～7.5 mg,或氯硝西泮 2～4 mg 口服,每天 3 次。

4.多巴胺受体阻滞剂

能有效地控制扭转痉挛和其他多动症状,但不能降低肌张力。氟哌啶醇2～4 mg 或硫必利 0.1～0.2 g 口服,每天 3 次。继发性肌张力障碍者需同时治疗原发病。

(二)局限性肌张力障碍

(1)药物治疗基本同特发性扭转痉挛。

(2)肉毒毒素 A:局部注射是目前可行的最有效疗法,产生数月的疗效,可重复注射。注射部位选择痉挛最严重的肌肉或肌电图显示明显异常放电的肌群,如痉挛性斜颈可选择胸锁乳突肌、颈夹肌、斜方肌等三对肌肉中的四块做多点注射;睑痉挛和口-下颌肌张力障碍分别选择眼裂周围皮下和口轮匝肌多点注射;书写痉挛注射受累肌肉有时会有帮助。剂量应个体化,通常在注射后 1 周开始显效,每疗程不超过8 周,疗效可维持3～6 个月,3～4 个月可以重复注射。每疗程总量为 200 U 左右。其最常见的不良反应为下咽困难、颈部无力和注射点的局部疼痛。

(三)手术治疗

对重症病例和药物治疗无效的患者可采用手术治疗。主要手术方式包括副神经和上颈段神经根切断术,部分病例可缓解症状,但可复发;也可用立体定向丘脑腹外侧核损毁术或丘脑切除术,对偏侧肢体肌张力障碍可能有效。有些患者用苍白球脑深部电刺激术(DBS)有效。

六、预后

约 1/3 的患者最终会发生严重残疾而被限制在轮椅或床上,儿童起病者更可能出现,另 1/3 的患者轻度受累。

第四节　迟发性运动障碍

迟发性运动障碍(TD)是长期服用多巴胺能阻滞药物所致的一种累及面、舌、唇、躯干、四肢的不自主运动。迟发性运动障碍是一种特殊而持久的锥体外系反应,主要见于长期服用大剂量抗精神病药物的患者。

一、临床表现

(1)多发生于老年,尤其是女性患者。各种抗精神病药物均可引起,而以氟奋乃静、三氟拉嗪和氟哌啶醇等含氟的精神病药物更常见,多出现在服用抗精神病药物 2 年以上。

(2)不自主、有节律的重复刻板式运动,最早期的症状是舌震颤和流涎,老年人以口部运动具有特征性。表现为口唇及舌重复地、不可控制的运动,如吸吮、转舌、咀嚼、舔舌、噘嘴、鼓腮、歪颈、转颈等。严重时构音不清,吞咽障碍。其他有肢体的不自主摆动,无目的抽动,舞蹈指划动作,手足徐动,扭转等。

二、辅助检查

本病辅助检查无特殊表现。

三、诊断

有服用抗精神病药物史,运动障碍发生于服药过程中或停药后 3 个月内,运动障碍特征为节律性、异常、刻板重复的不自主运动。

四、鉴别诊断

本病需与药源性帕金森综合征、亨廷顿病、肌张力障碍相鉴别。

五、治疗

本病无特效治疗。一旦确诊应及时减量或停用致病的药物，或换用锥体外系不良反应较少的药物。可能有部分疗效的药物有以下几种。

（一）抗组胺药

异丙嗪 25～50 mg，每天 3 次，或每天肌内注射 1 次，连续 2 周。

（二）作用于多巴胺能系统的药物

多巴胺能耗竭剂如丁苯喹嗪、利血平等可有短期效果。可小剂量利血平 0.25 mg，每天 1～3 次。小剂量碳酸锂 0.25 mg，每天 1～3 次，可降低多巴胺受体的敏感性。

（三）作用于乙酰胆碱的药物

抗胆碱药物可加重本病故应停用如苯海索等药物，试用拟胆碱药物如二甲胺乙醇 100～500 mg/d，使用 2 周后运动功能可明显减轻。

（四）作用于 γ-氨基丁酸系统的药物

有人认为用 γ-氨基丁酸增效剂如丙戊酸钠、卡马西平、地西泮等可能有效。

（五）其他

如抗焦虑药物等，可稳定患者情绪，从而达到治疗目的。

第六章

癫痫

第一节　癫痫部分性发作

一、概述

(一)概念

痫性放电源于一侧大脑半球,向周围正常脑区扩散可扩展为全身性发作。成年期痫性发作最常见的类型是部分性发作。

(二)分型

根据发作期间是否伴有意识障碍分为 3 型。

1.无意识障碍

无意识障碍为单纯部分性发作。

2.有意识障碍

有意识障碍发作后不能回忆,为复杂部分性发作。

3.单纯和复杂部分性发作

单纯和复杂部分性发作均可能继发全身性强直-阵挛发作。

二、病因及发病机制

(一)病因

1.单纯部分性发作

单纯部分性发作多为症状性癫痫,常见脑器质性损害,以脑外伤、产伤、脑炎、脑瘤和脑血管疾病及其后遗症居多。

2.复杂部分性发作

复杂部分性发作多因产伤,或脑炎、脑外伤、肿瘤、脑血管意外、脑动脉硬化、脑血管畸形及脑缺氧等。

(二)发病机制

异常神经元突触重建及胶质增生与复杂部分性发作密切相关。颞叶结构的异常放电引起复杂部分性发作,在痫性活动的发生、发展及传播中海马和杏仁核起重要作用。颞叶癫痫与诱发痫性发作的特定结构受损,或海马硬化(AH)相关。

三、临床表现

(一)单纯部分性发作

痫性发作的起始症状提示痫性灶多在对侧脑部,发作时限不超过1分钟,无意识障碍。分为四型。

1.部分运动性发作

(1)表现:局部肢体抽动,一侧口角、眼睑、手指或足趾多见,或整个一侧面部或一个肢体远端,有时言语中断。

(2)杰克逊癫痫:发作自一处开始后沿大脑皮质运动区分布顺序缓慢移动,如自一侧拇指沿腕部、肘部、肩部扩展。

(3)Todd瘫痪:病灶在对侧运动区。部分运动性发作后如遗留暂时性(数分钟至数天)局部肢体瘫痪或无力。

(4)部分性癫痫持续状态:癫痫发作持续数小时或数天。

2.体觉性发作或特殊感觉性发作

(1)体觉性发作:肢体常麻木感和针刺感,多在口角、舌、手指或足趾发生,病灶在中央后回体感觉区,偶有缓慢扩散犹如杰克逊癫痫。

(2)特殊感觉性发作:①视觉性。视幻如闪光,病灶在枕叶。②听觉性。幻听为嗡嗡声,病灶在颞叶外侧或岛回。③嗅觉性。焦臭味,病灶在额叶眶部、杏仁核或岛回。④眩晕性。眩晕感、飘浮感、下沉感,病灶在岛间或顶叶。

特殊感觉性发作可是复杂部分性发作或全面强直-阵挛发作的先兆。

3.自主神经发作

(1)年龄:以青少年为主。

(2)临床症状:很少单独出现,以胃肠道症状居多,如烦渴、欲排尿感、出汗、面部及全身皮肤发红、呕吐、腹痛等。

（3）病灶：杏仁核、岛回或扣带回。

（4）EEG：阵发性双侧同步 θ 节律，频率为每秒 4～7 次。

4.精神性发作

（1）各种类型遗忘症：如似曾相识、似不相识、快速回顾往事、强迫思维等，病灶多在海马部。

（2）情感异常：如无名恐惧、愤怒、忧郁和欣快等，病灶在扣带回。

（3）错觉：如视物变大或变小，听声变强或变弱，以及感觉本人肢体变化等，病灶在海马部或颞枕部。

精神症状可单独发作，常为复杂部分性发作的先兆，或为继发的全面性强直-阵挛发作的先兆。

（二）复杂部分性发作

1.占成人痫性发作 50％ 以上

在发作起始精神症状或特殊感觉症状出现，随后意识障碍、自动症和遗忘症，或发作开始即意识障碍，又称精神运动性发作。病灶多在颞叶，故又称颞叶癫痫，或见于额叶、嗅皮质等部位。先兆或始发症状包括单纯部分性发作的各种症状，特别是错觉、幻觉等精神症状及特殊感觉症状。

2.在先兆之后发生复杂部分性发作

患者做出似有目的的动作，即自动症。自动症是在痫性发作期或发作后意识障碍和遗忘状态下发生的行为，先瞪视不动，然后无意识动作，如机械地重复动作，或出现吮吸、咀嚼、舔唇、清喉、搓手、抚面、解扣、脱衣、摸索衣裳和挪动桌椅等，甚至游走、奔跑、乘车上船，也可自动言语或叫喊、唱歌等。病灶多在颞叶海马部、扣带回、杏仁核、额叶眶部或边缘回等。在觉醒时 EEG 仅 30％ 呈发作放电。EEG 表现为一侧或两侧颞区慢波，杂有棘波或尖波。

（三）全面性强直-阵挛发作

全面性强直-阵挛发作多由单纯或复杂部分性发作继发而来；脑电图可见快速发展为全面性异常。大发作之后可回忆起部分性发作时的情景。

四、诊断及鉴别诊断

（一）诊断

1.首先确认癫痫是否发作

（1）详细了解首次发作的时间和情况，仔细排除内科或神经科急性疾病。

(2)除单纯部分性发作外,患者并不能记忆和表述发作时的情景,需向目睹者了解整个发作过程,如发作的环境、时间,发作时姿态、面色、声音,有无肢体抽搐及大致顺序,发作后表现,有无怪异行为和精神失常等。

(3)有多次发作的患者需了解发病后情况、发作形式、相关疾病及事件、可能的触发因素,以及发作的频率下最长间隔、间隙期有无异常等。

(4)了解家族史,怀孕期、分娩期和产后生长发育情况,有否热性惊厥、严重颅脑外伤、脑膜炎、脑炎、寄生虫感染史等。

2.确定发作类型

依靠病史等确定发作类型及可能属于哪种癫痫综合征。

3.最后确定病因

(1)首次发作者,排除内科或神经科疾病,如低血糖、高血糖、高渗状态、低钙血症、低钠血症、高钠血症、肝衰竭、肾衰竭、高血压脑病、脑膜炎、脑炎、脑脓肿和脑瘤等。

(2)排除药物或毒物引起的痫性发作,如异烟肼、茶碱、氨茶碱、哌替啶、阿米替林、多塞平、丙米嗪、氯丙嗪、氟哌啶醇、甲氨蝶呤、环孢素、苯丙胺等。

(3)若先后用两种抗痫药治疗效果不佳,就应再次评估,复查 EEG 和高分辨率 MRI。

(二)鉴别诊断

1.偏头痛

(1)应与复杂部分性发作持续状态鉴别。

(2)多有头痛发作史和家族史。

(3)主要症状为剧烈偏头痛,无意识障碍。

(4)EEG 正常或仅少数患者出现局灶性慢波,如有尖波常局限于头痛侧颞区。

(5)如幻觉则以闪光、暗点、视物模糊为特征。

2.短暂性脑缺血发作(TIA)

(1)一过性记忆丧失、幻觉、行为异常和短暂意识丧失等,可与复杂部分性发作混淆。

(2)年龄大、脑动脉硬化及脑电图阴性。

3.非痫性发作

详细询问病史与屏气发作、遗尿、梦魇、腹痛、低血糖发作等鉴别。

五、预后

起源于脑结构性病变的部分性癫痫患者,预后与病因是否得到根除有关。这类癫痫对药物治疗有抵抗性,但经3～5年治疗后缓解率可达40%～45%。发作形式仅有一种的患者比多种发作形式预后好,缓解率达65%以上。复杂部分性发作停药后复发率高,应长期服药。

第二节　癫痫全面性发作

全面性发作的神经元痫性放电起源于双侧大脑半球,特征是发作时伴有意识障碍或以意识障碍为首发症状。

一、病因及发病机制

(一)与遗传关系密切

150种以上少见的基因缺陷综合征是以癫痫大发作或肌阵挛发作为临床表现的,其中常染色体显性遗传疾病有25种,如结节性硬化和神经纤维瘤病;常染色体隐性遗传疾病约100种,如家族性黑蒙性痴呆和类球状细胞型脑白质营养不良等,热性惊厥的全身性发作与编码电压门控钠通道β亚单位基因的突变有关。良性少年型肌阵挛性癫痫基因定位于6q21.3。

(二)大脑弥漫性损害

弥漫性损害大脑的病因如缺氧性脑病、中毒等。皮层痫性放电病灶的胶质增生、灰质异位、微小胶质细胞瘤或毛细血管瘤改变。电镜下病灶的神经突触间隙电子密度增加,痫灶周围有大量星形细胞,改变了神经元周围的离子浓度,使兴奋易于向周围扩散。

二、临床表现

(一)失神发作

1.典型失神发作

典型失神发作通常称为小发作。

(1)无先兆和局部症状:突然意识短暂中断,患者停止当时的活动,呼之不应,两眼瞪视不动,状如"愣神",3~15秒;可伴有简单的自动性动作,如擦鼻、咀嚼、吞咽等,一般不会跌倒,手中持物可能坠落,事后对发作全无记忆,每天可发作数次至数百次。

(2)EEG:发作时呈双侧对称,呈棘慢波或多棘慢波,发作间期可有同样的或较短的阵发活动,背景波形正常。

2.不典型失神发作

(1)意识障碍发生及休止:较典型者缓慢,肌张力改变较明显。

(2)EEG:较慢而不规则的棘慢波或尖慢波,背景活动异常。

(二)肌阵挛发作

(1)多为遗传性疾病。

(2)某一肌肉或肌群呈突然短暂的快速收缩,颜面或肢体肌肉突然短暂跳动,单个出现,或有规律地反复发生。发作时间短,间隔时间长,一般不伴意识障碍,清晨欲觉醒或刚入睡时发作较频繁。

(3)EEG多为棘慢波或尖慢波。

(三)阵挛性发作

1.年龄

阵挛性发作仅见于婴幼儿。

2.表现

全身重复性阵挛性抽搐。

3.EEG

快活动、慢波及不规则棘慢波。

(四)强直性发作

1.年龄

强直性发作儿童及少年期多见。

2.表现

睡眠中较多发作,全身肌肉强烈的强直性肌痉挛,使头、眼和肢体固定在特殊位置,伴有颜面青紫、呼吸暂停和瞳孔散大;躯干强直性发作造成角弓反张,伴短暂意识丧失,一般不跌倒,持续1分钟以上,发作后立即清醒。

3.常伴自主神经症状

面色苍白、潮红、瞳孔扩大等。

4.EEG

低电位,振幅逐渐增高。

(五)全面性强直-阵挛发作(GTCS)

GTCS是最常见的发作类型之一,也称大发作,特征是意识丧失和全身对称性抽搐。发作分为3期。

1.强直期

(1)意识和肌肉:突然意识丧失,跌倒在地,全身骨骼肌呈持续性收缩。

(2)五官表现:上睑抬起,眼球上窜,喉部痉挛,发出叫声;口先强张,而后突闭,或咬破舌尖。

(3)抽搐:颈部和躯干先屈曲而后反张,上肢先上举后旋再变为内收前旋,下肢自屈曲转变为强烈伸直。

(4)持续10秒后,在肢端出现细微的震颤。

2.阵挛期

(1)震颤:幅度增大并延及全身成为间歇性痉挛,即进入阵挛期。

(2)每次痉挛都继有短促的肌张力松弛,阵挛频率由快变慢,松弛期逐渐延长,本期持续0.5~1分钟。

(3)最后一次强烈阵挛后,抽搐突然终止,所有肌肉松弛。

3.惊厥后期

(1)牙和二便:阵挛期以后尚有短暂的强直痉挛,造成牙关紧闭和大小便失禁。

(2)意识:呼吸首先恢复,心率、血压、瞳孔等恢复正常,肌张力松弛,意识逐渐苏醒。

(3)自发作开始至意识恢复历时5~10秒。

(4)清醒后,常头昏、头痛、全身酸痛和疲乏无力,对抽搐全无记忆。

(5)或发作后进入昏睡,个别在完全清醒前有自动症或暴怒、惊恐等情感反应。

强直期和阵挛期可见自主神经征象,如心率加快,血压升高,汗液、唾液和支气管分泌物增多,瞳孔扩大等。呼吸暂时中断,皮肤自苍白转为发绀,瞳孔散大,对光及深、浅反射消失,病理反射阳性。

强直期逐渐增强的弥漫性α波;阵挛期逐渐变慢的弥漫性慢波,附有间歇发作的成群棘波;惊厥后期呈低平记录。

(六)无张力性发作

1.肌肉张力

(1)部分或全身肌肉张力突然降低,造成颈垂、张口、肢体下垂或躯干失张力而跌倒,持续1~3秒。

(2)短暂意识丧失或不明显的意识障碍,发作后立即清醒和站起。

2.EEG

多棘-慢波或低电位快活动。

三、诊断及鉴别诊断

(一)诊断

1.GTCS 的诊断依据

(1)发作史及其表现,关键是发作时有无意识丧失性。

(2)间接证据:舌咬伤和尿失禁,或发生跌伤及醒后头痛、肌痛也有参考意义。

2.失神发作

(1)特征性脑电表现。

(2)结合相应的临床表现。

(二)鉴别诊断

1.晕厥

(1)意识瞬时丧失:脑血流灌注短暂性全面降低,缺氧所致。

(2)多有明显诱因:如久站、剧痛、见血、情绪激动和严寒等,胸内压力急剧增高,如咳嗽、抽泣、大笑、用力、憋气、排便、解尿等诱发。

(3)发作先兆:常有恶心、头晕、无力、震颤、腹部沉重感或眼前发黑等,与癫痫发作相比,摔倒时较缓慢。

(4)自主神经症状:面色苍白、出汗,有时脉搏不规则,或伴有抽动、尿失禁。

(5)四肢强直阵挛性抽搐:少数发生,多发生于意识丧失 10 秒以后,持续时间短,强度较弱,与痫性发作不同。

(6)脑电图和心电图监测:帮助鉴别。

2.低血糖症

(1)血糖水平:发作<2 mmol/L 时,可产生局部癫痫样抽搐或四肢强直发作,伴有意识丧失。

(2)病因:胰岛 β 细胞瘤或长期服用降糖药的 2 型糖尿病患者。

(3)既往病史:有助于确诊。

3.发作性睡病

(1)鉴别:因意识丧失和摔倒,易误诊为癫痫。

(2)突然发作的不可抑制的睡眠、睡眠瘫痪、入睡前幻觉及摔倒症等四联症。

4.基底型偏头痛

(1)鉴别:因有意识障碍与失神发作鉴别;但发生缓慢,程度较轻,意识丧失前常有梦样感觉。

(2)偏头痛:双侧,多伴眩晕、共济失调、双眼视物模糊或眼球运动障碍。

(3)脑电图:可有枕区棘波。

5.假性癫痫发作

(1)又称癔症性发作:多在情绪波动后发生,可有运动、感觉、自动症、意识模糊等类癫痫发作症状。

(2)症状有戏剧性:表现双眼上翻、手足抽搐和过度换气,伴有短暂精神和情绪异常,无自伤和尿失禁。

(3)特点:强烈的自我表现,精神刺激后发生,发作中哭叫、出汗和闭眼等,暗示治疗可终止发作。

(4)脑电监测:有鉴别意义。

国外报道,假性发作患者中 10% 左右可患有癫痫,癫痫伴有假性发作者为10%～20%,鉴别见表 6-1。

表 6-1　癫痫性发作与假癫痫发作的鉴别

特点	癫痫发作	假癫痫发作
发作场合和特点	任何情况下,突然及刻板式发作	有精神诱因及有人在场时,发作形式多样
眼位	上睑抬起,眼球上蹿或转向一侧	眼睑紧闭,眼球乱动
面色	发绀	苍白或发红
瞳孔	散大,对光反射消失	正常,对光反射存在
摔伤,舌咬伤,尿失禁	可有	无
Babinski 征	常为阳性	阴性
对抗被动运动	无	有
持续时间及终止方式	1～2 分钟,自行停止	可长达数小时,需安慰及暗示治疗

四、治疗

癫痫是可治性疾病,大多数预后较好。在最初 5 年内 70%～80% 缓解,其中

50％可完全停药。精确定位癫痫源,合理选择手术治疗可望使约 80％难治性癫痫病患者彻底治愈。

(一)药物治疗的一般原则

1.明确癫痫诊断,确定发作类型

(1)及时服用抗癫痫药(AEDs)控制发作。

(2)首次发作者在调查病因之前,不宜过早用药,应等到下次发作再决定是否用药。

(3)根据所用 AEDs 的不良反应,确定用药时间和预后。用药前说明治疗癫痫的长期性、药物毒不良反应及生活中注意事项。

2.病因治疗

病因明确者如调整低血糖、低血钙等代谢紊乱,手术治疗颅内占位性病变,术后残余病灶使继续发作者,需药物治疗。

3.根据发作类型选择 AEDs

根据发作类型选择 AEDs,详见表6-2。

表 6-2　根据癫痫的发作类型推荐选择的抗癫痫药物

发作类型	一线 AEDs	二线或辅助 AEDs
①单纯及复杂部分性发作、部分性发作继发 CTCS	卡马西平、丙戊酸钠、苯妥英钠、苯巴比妥、扑痫酮	氯巴占、氯硝西泮
②GTCS	卡马西平、苯巴比妥、丙戊酸钠、苯妥英钠、扑痫酮	乙酰唑胺、奥沙西泮、氯硝西泮
特发性大发作合并失神发作	首选丙戊酸钠,其次为苯妥英钠或苯巴比妥	
继发性或性质不明的 GTCS	卡马西平、苯妥英钠或苯巴比妥	
③失神发作	丙戊酸钠、乙琥胺	乙酰唑胺、氯硝西泮、三甲双酮
④强直性发作	卡马西平、苯巴比妥、苯妥英钠	奥沙西泮、氯硝西泮、丙戊酸钠
⑤失张力性和非典型失神发作	奥沙西泮、氯硝西泮、丙戊酸钠	乙酰唑胺、卡马西平、苯妥英钠、苯巴比妥/扑痫酮
⑥肌阵挛性发作	丙戊酸钠、乙琥胺、氯硝西泮	乙酰唑胺、奥沙西泮、硝西泮、苯妥英钠
⑦婴儿痉挛症	促肾上腺皮质激素(ACTH)、泼尼松、氯硝西泮	
⑧有中央-颞部或枕部棘波的良性儿童期癫痫	卡马西平或丙戊酸钠	
⑨Lennox-Gastaut 综合征	首选丙戊酸钠,次选氯硝西泮	

4.常用剂量和不良反应

常用剂量和不良反应,详见表 6-3。

表 6-3　抗痫药的剂量和不良反应

药物	成人剂量（kg/d）		儿童剂量 [mg/(kg·d)]	不良反应（剂量有关）	特异反应
	起始	维持			
苯妥英（PHT）	200	300～500	4～12	胃肠道症状,毛发增多,齿龈增生,面容粗糙,小脑征,复视,精神症状	骨髓、肝、心损害,皮疹
卡马西平（CBZ）	200	600～2 000	10～40	胃肠道症状,小脑征,复视,嗜睡,精神症状	骨髓与肝损害,皮疹
苯巴比妥（PB）		60～300	2～6	嗜睡,小脑征,复视,认知与行为异常	甚少见
扑米酮（PMD）	60	750～1 500	10～25	同苯巴比妥	同苯巴比妥
丙戊酸盐（VPA）	500	1 000～3 000	10～70	肥胖,震颤,毛发减少,踝肿胀,嗜睡,肝功能异常	骨髓与肝损害,胰腺炎
乙琥胺（ESM）	500	750～1 500	10～75	胃肠道症状,嗜睡,小脑症状,精神异常	少见,骨髓损害
加巴喷丁	300	1 200～3 600		胃肠道症状,头晕,体重增加,步态不稳,动作增多	
拉莫三嗪（LTG）	25	100～500		头晕,嗜睡,恶心,神经症状（与卡马西平合用时出现）	儿童多见
非尔氨酯	400	1 800～3 600	15	头晕,镇静,体重增加,视野缩小,精神异常（少见）	较多见,骨髓与肝损害
托吡酯	25	200～400		震颤,头痛,头晕,小脑征,肾结石,胃肠道症状,体重减轻,认知或精神症状	

（1）药物监测:药物疗效受药物吸收、分布及代谢的影响,用药应采取个体化原则。儿童需按体重（kg）计算药量,婴幼儿由于代谢较快,用量应比年长儿童相对较大。多数 AEDs 血药浓度与药效相关性明显高于剂量与药效相关性,因此,测定血药浓度,即应进行药物监测（TDM）,检测苯妥英钠、卡马西平、苯巴比妥及乙琥胺血药水平,可提高用药的有效性和安全性。

（2）不良反应:所有 AEDs 都有,最常见剂量相关性不良反应,通常于用药初始或增量时发生,与血药浓度有关;多数为短暂性的,缓慢减量可明显减少。进食时服药可减少恶心反应。

(3)特异反应:与剂量无关,难以预测。严重的特异反应如皮疹、粒细胞缺乏症、血小板缺乏、再生障碍性贫血和肝衰竭等可威胁生命。约1/4的癫痫转氨酶轻度增高,但并不发展为肝炎或肝衰竭。

5.坚持单药治疗原则

提倡小剂量开始的单药治疗,缓慢增量至能最大程度地控制发作而无不良反应或反应很轻的最低有效剂量。单药治疗癫痫约80%有效,切勿滥用多种药物。

6.联合治疗

(1)原则:30%以上患者需联合治疗。一种药物不能控制发作或出现不良反应,则需换用第2种AEDs,如合用乙琥胺和丙戊酸钠治疗失神或肌阵挛发作,或其一加用苯二氮䓬类可有效。

(2)注意:化学结构相同的药物,如苯巴比妥和扑痫酮、氯硝西泮和地西泮等不宜联合使用。合用两种或多种AEDs常使药效降低,易致慢性中毒而使发作加频。传统AEDs都经肝脏代谢,通过竞争可能抑制另一种药的代谢。

7.长期坚持

AEDs控制发作后,必须坚持长期服用,除非严重不良反应出现,不宜随意减量或停药,以免诱发癫痫持续状态。

8.增减药物、停药及换药原则

(1)增减药物:增药可适当的快,但必须逐一增加,减药一定要慢,以利于确切评估疗效和不良反应。

(2)停药:遵循缓慢和逐渐减量原则,完全控制发作4~5年后,根据情况逐渐减量,减量1年左右时间内无发作者方可停药,一般需要半年甚至一年才能完全停用,以免停药所致的发作。

(3)换药:应在第1种药逐渐减量时逐渐增加第2种药的剂量至控制发作,并应监控血药浓度。

(二)传统AEDs

药物相互作用复杂,均经肝代谢,多数血浆蛋白结合率高,肝脏或全身疾病时,应注意调整剂量。

1.苯妥英钠(PHT)

PHT对GTCS和部分性发作有效,加重失神和肌阵挛发作。胃肠道吸收慢,半清除期长,达到稳态后成人可日服1次,儿童日服2次。因治疗量与中毒量接近,不适于新生儿和婴儿。不良反应为剂量相关的神经毒性反应,如皮疹、齿龈增厚、毛发增生和面容粗糙,干扰叶酸代谢可发生巨红细胞性贫血,建议同时服用叶酸。

2.苯巴比妥(PB)

PB 适应证同苯妥英钠。小儿癫痫的首选药物,对 GTCS 疗效好,或用于单纯及复杂部分性发作,对少数失神发作或肌阵挛发作也有效,预防热性惊厥。价格低廉,可致儿童兴奋多动和认知障碍,应尽量少用。

3.卡马西平(CBZ)

CBZ 适应证同苯妥英钠,是单纯及复杂部分性发作的首选药物,对复杂部分性发作疗效优于其他 AEDs。治疗 3~4 周后半清除期降低一半以上,需增加剂量维持疗效。与其他药物呈复杂而难以预料的交互作用,20%患者白细胞计数减少至 $4\times10^9/L$ 以下,个别可短暂降至 $2\times10^9/L$ 以下。

4.丙戊酸钠(VPA)

VPA 为广谱抗癫痫药。良好控制失神发作和 GTCS,胃肠道吸收快,抑制肝的氧化、结合、环氧化功能,与血浆蛋白结合力高,与其他 AEDs 有复杂的交互作用。半衰期短,联合治疗时半清除期为 8~9 小时。因有引起致死性肝病的危险,2 岁以下婴儿有内科疾病时禁用此药治疗。也用于单纯部分性发作、复杂部分性发作及部分性发作继发 GTCS;GTCS 合并失神小发作的首选药物。

5.扑痫酮(PMD)

PMD 适应证是 GTCS,对单纯及复杂部分性发作有效。经肝代谢成为具抗痫作用的苯巴比妥和苯乙基丙二酰胺。

6.乙琥胺(ESX)

ESX 仅用于单纯失神发作和肌阵挛。吸收快,约 25%以原型由肾排泄,与其他 AEDs 很少相互作用,几乎不与血浆蛋白结合。

(三)新型 AEDs

新型 AEDs 多经肾排泄,肾功能损害应调整剂量;血浆蛋白结合率低,药物间相互作用少。

1.加巴喷丁(GBP)

GBP 不经肝代谢,以原型由肾排泄。治疗部分性发作和 GTCS。

2.拉莫三嗪(LTG)

LTG 起始剂量应小,经 6~8 周逐渐增加剂量。对部分性发作、GTCS 和 Lennov-Gastaut 综合征有效。胃肠道吸收完全,经肝代谢。

3.非尔氨酯(FBM)

单药治疗部分性发作和 Lennox-Gastaut 综合征。胃肠道吸收好,90％以原型经肾排泄。可发生再生障碍性贫血和肝毒性,其他 AEDs 无效时才考虑试用。

4.氨己烯酸(VGB)

VGB 用于部分性发作、继发 GTCS 和 Tennox-Gastcnlut 综合征,对婴儿痉挛症有效,也可用作单药治疗。经胃肠道吸收,主要经肾脏排泄。不可逆性抑制 GABA 转氨酶,增强 GABA 能神经元作用。有精神病史的患者不宜应用。

5.托吡酯(TPM)

天然单糖基右旋果糖硫代物,可作为丙戊酸的替代药物。对难治性部分性发作、继发 GTCS、Lennox-Gastaut 综合征和婴儿痉挛症等有效。远期疗效好,无明显耐受性,大剂量也可用作单药治疗。卡马西平和苯妥英钠可降低托吡酯麻药浓度,托吡酯也可降低口服避孕药的疗效及增加苯妥英钠的血药浓度。

(四)AEDS 的药代动力学

1.血药浓度

药物口服吸收后分布于血浆和各种组织内。多数 AEDs 部分地与血浆蛋白相结合,仅游离部分透过血-脑屏障发挥作用。常规所测血药浓度是血浆内总浓度,当血浆蛋白或蛋白结合部位异常增多或减少时,虽药物血浆总浓度不变,其游离部分却异常减少或增多,出现药物作用与血药浓度的预期相矛盾的现象。

2.药物半清除期

药物半清除期反映药物通过代谢或排泄而清除的速度;稳态是指药物吸收和清除阈达到平衡的状态,只有在达到稳态时测得的血药浓度才可靠,而一种药物达到稳态的时间大致相当于其 5 个半清除期的时间。为了减少 AEDs 血浓度的过大波动,应以短于稳态时的药物半清除期1/3～1/2的间隔服用。半清除期为 24 小时或更长时间的 AEDs,每天服用 1 次即可维持治疗血药浓度,于睡前服可避免药物达峰浓度时的镇静作用。

(五)手术治疗

1.考虑手术治疗基本条件

(1)长时间正规单药治疗,或先后用两种 AEDs 达到最大耐受剂量,或经一次正规、联合治疗仍不见效者。

(2)难治性癫痫指复杂部分性发作患者用各种 AEDs 治疗难以控制发作,血药浓度在正常范围之内,并治疗 2 年以上,每月仍有 4 次以上发作者。

（3）难治性部分性发作者最适宜手术治疗。

2.最理想的适应证

最理想的适应证始自大脑皮质的癫痫放电。手术切除后不会产生严重神经功能缺损。

3.常用的手术方法

（1）前颞叶切除术：难治性复杂部分性癫痫的经典手术。

（2）颞叶以外的脑皮质切除术：局灶性癫痫治疗的基本方法。

（3）癫痫病灶切除术。

（4）胼胝体部分切除术。

（5）大脑半球切除术。

（6）多处软脑膜下横切术：适于致痫灶位于脑重要功能皮质区的部分性发作。如角回及缘上回、中央前后回、优势半球 Broca 区、Wernicke 区等，不能行皮质切除术时选用。

五、预后

典型失神发作预后最好，药物治疗 2 年儿童期失神通常发作停止，青年期失神癫痫易发展成全身性发作，治疗需更长时间；原发性全身性癫痫控制较好；5～10 岁起病者有自发缓解倾向，易被 AEDs 控制；外伤性癫痫预后较好；无明显脑损伤的大发作预后较好，缓解率 85%～90%；有器质性脑损伤或神经系统体征的大发作预后差；发病较早、病程较长、发作频繁及伴有精神症状者预后差；无脑损伤的肌阵挛性癫痫预后尚可，伴有脑部病变者难以控制。

第三节　癫痫持续状态

一、概述

（一）概念

癫痫持续状态指一次癫痫发作持续 30 分钟以上，或连续多次发作，发作间期意识或神经功能未恢复至通常水平称癫痫状态。

（二）特点

一般指全面强直-阵挛发作持续状态。神经科常见急诊，致残率和病死率高。任何类型癫痫均可出现癫痫持续状态。

二、病因与病理生理

(一)常见原因和诱因

1.常见原因

停药不当和不规范的 AEDs 治疗。

2.常见诱因

感染、精神因素、过度疲劳、孕产和饮酒等。

3.年龄不同,病因有异

(1)婴儿、儿童期:感染、产伤、先天畸形为主。

(2)青壮年:多见于脑外伤、颅内占位。

(3)老年:脑卒中、脑肿瘤和变性疾病等。

(二)病理生理

(1)持续或反复惊厥发作引起大脑耗氧和耗糖量急剧增加,使神经元内 ATP 减少,导致离子泵功能障碍,钾离子游离到细胞外,钙离子进入细胞内超载。兴奋性氨基酸及神经毒性产物(如花生四烯酸、前列腺素等)大量增加,导致神经元和轴突水肿死亡。

(2)低血糖、缺氧使脑损害出现不可逆;脑血流自动调节功能失调,脑缺血加重,相继出现代谢性并发症,如高热、代谢性酸中毒、休克、低血糖、高血钾、蛋白尿等,甚至因心、肝、肺、肾多脏器衰竭而死亡。

三、分类与治疗

(一)惊厥性全身性癫痫持续状态

1.临床表现

(1)最常见,主要是 GTCS 引起,其次为强直性、阵挛性、肌阵挛性等。

(2)特征:全身性抽搐一次接一次发生,始终意识不清,不及时控制可多脏器损害,危及生命。

2.对症处理

(1)保持呼吸道通畅,面罩或鼻导管吸氧,必要时气管切开。

(2)监护心电、血压、呼吸,定时血气、血化学分析。

(3)查找诱发原因并治疗。

(4)防止舌咬伤,牙关紧闭者应放置牙垫。

（5）防止坠床，放置床档。

（6）应及时处理常伴有的脑水肿、感染、高热等。①防治脑水肿：20％甘露醇快速静脉滴注，或地塞米松 10～20 mg 静脉滴注。②预防或控制感染：应用抗生素。③物理降温高热。④纠正代谢紊乱，如发作引起的低血糖、低血钠、低血钙。⑤纠正酸中毒，维持水及电解质平衡，营养支持治疗。

3.药物治疗

快速控制发作是治疗的关键，可酌情选用以下几种药物。

（1）地西泮：地西泮静脉推注对成人或儿童各型持续状态均为最有效的首选药物。成人剂量通常为 10～30 mg。单次最大剂量不超过 20 mg，儿童用量为 0.3～0.5 mg/kg，5 岁以上儿童5～10 mg，5 岁以下每岁 1 mg 可控制发作。以每分钟 3～5 mg 速度静脉注射。15 分钟后如复发可重复给药，或用100～200 mg 地西泮溶于 5％葡萄糖或氯化钠溶液中，于 12 小时内缓慢静脉滴注。地西泮偶可抑制呼吸，则需停止注射。

（2）苯妥英钠：迅速通过血-脑屏障，脑中很快达到有效浓度，无呼吸抑制，不减低觉醒水平，对 GTCS 持续状态尤为有效。成人剂量 15～18 mg/kg，儿童 18 mg/kg，溶于氯化钠溶液中静脉注射，静脉注射速度不超过 50 mg/min。但起效慢，约80％的患者在 20～30 分钟会停止发作，作用时间长（半清除期10～15 小时），可致血压下降及心律失常，需密切监控，有心功能不全、心律失常、冠心病及高龄者宜慎用和不用。

（3）异戊巴比妥钠。

（4）10％水合氯醛：成人 25～30 mL 加等量植物油保留灌肠。

（5）副醛：8～10 mL 肌内注射或15～30 mL 用植物油稀释保留灌肠。因引起剧咳，有呼吸疾病者勿用。

（6）利多卡因：用于地西泮静脉注射无效者。2～4 mg/kg 加入 10％葡萄糖内，以 50 mg/h 速度静脉滴注，有效或复发时均可重复应用。心脏传导阻滞及心动过缓者慎用。

（7）氯硝西泮：药效是地西泮的 5 倍，半清除期 22～32 小时，成人首次剂量 3 mg 静脉注射，数分钟奏效，对各型癫痫状态疗效俱佳，以后每天 5～10 mg，静脉滴注。注意对呼吸及心脏抑制较强。

（8）其他：上述方法均无效者，可用硫喷妥钠静脉注射或乙醚吸入麻醉控制发作。

4.维持治疗

控制癫痫发作后,立即使用长效抗癫痫药(AEDs),苯巴比妥 0.1～0.2 g 转肌内注射,每8 小时一次,维持疗效。同时鼻饲卡马西平或苯妥英钠,待口服药达到稳态血浓度后逐渐停用苯巴比妥。

(二)非惊厥性全身性癫痫持续状态

1.临床表现

临床表现主要为失神发作持续状态,发作持续可达数小时,表现意识障碍、失语、精神错乱等。

2.快速控制发作

快速控制发作首选地西泮静脉注射,继之口服丙戊酸钠或乙琥胺,或两者合用。

3.预后较好

一般不导致死亡,治疗不及时可留智能障碍等后遗症。

(三)复杂部分性发作持续状态

1.临床表现

复杂部分性发作持续状态的恢复时间较失神发作要慢;部分患者出现发作后浮肿或记忆减退,记忆缺损可能成为永久性损害。

2.快速控制发作

快速控制发作用地西泮或苯妥英钠静脉注射控制发作,继之以苯巴比妥肌内注射、口服苯妥英钠维持疗效。

(四)单纯部分性发作持续状态(又称 Kojewnikow 癫痫)

1.临床表现

此型较难控制,由单纯部分性发作持续状态可扩展为继发性全身性发作,发作终止后可遗留发作部位 Todd 麻痹。

2.快速控制发作

首选苯妥英钠以较大负荷剂量(20 mg/kg)静脉滴注,然后再用常规剂量,可辅以苯巴比妥或卡马西平口服。

参考文献

[1] 周衡,郭伟.急诊神经病学[M].北京:北京大学医学出版社,2020.

[2] 何玲.现代临床神经疾病学[M].天津:天津科学技术出版社,2020.

[3] 刘书范.临床实用神经内科学[M].北京:中国纺织出版社,2018.

[4] 李渤,杜平,李恩耀.神经病学[M].武汉:华中科技大学出版社,2019.

[5] 黄樱,钟善全.神经病学[M].北京:化学工业出版社,2020.

[6] 陈哲.常见神经系统疾病诊治[M].天津:天津科学技术出版社,2020.

[7] 贾建平,崔丽英.神经病学[M].北京:人民卫生出版社,2019.

[8] 张立霞,刘文婷,谢江波.神经内科疾病临床诊疗[M].天津:天津科学技术出版社,2018.

[9] 王璇.神经内科诊断与治疗学[M].西安:西安交通大学出版社,2018.

[10] 张东明.临床神经疾病综合诊治[M].南昌:江西科学技术出版社,2020.

[11] 常四鹏.临床神经内科学[M].天津:天津科学技术出版社,2019.

[12] 刘增玲.神经内科常见疾病诊断指南[M].长春:吉林科学技术出版社,2020.

[13] 关欣颖.新编神经内科疾病救治精要[M].开封:河南大学出版社,2019.

[14] 金琦.内科临床诊断与治疗要点[M].北京:中国纺织出版社,2021.

[15] 樊书领.神经内科疾病诊疗与康复[M].开封:河南大学出版社,2021.

[16] 韦颖辉.神经内科疾病诊断与治疗[M].天津:天津科学技术出版社,2019.

[17] 董丽华.实用临床神经病学[M].北京:科学出版社,2020.

[18] 吕传真,周良辅.实用神经病学[M].上海:上海科学技术出版社,2020.

[19] 李杰.神经内科疾病诊断与防治[M].青岛:中国海洋大学出版社,2019.

[20] 黑君华.临床神经内科诊疗学[M].天津:天津科学技术出版社,2018.

[21] 徐敏.神经内科临床诊疗实践[M].天津:天津科学技术出版社,2019.

[22] 刘丽霞.新编神经内科治疗方案[M].沈阳:沈阳出版社,2020.

[23] 牛奔.新编神经内科诊疗精要[M].天津:天津科学技术出版社,2020.

[24] 庞啸虎,包华,李艾帆.神经内科疾病临床诊治[M].南昌:江西科学技术出版社,2018.

[25] 丁娟.简明神经内科学[M].长春:吉林科学技术出版社,2019.

[26] 刘明.临床神经内科疾病诊疗[M].武汉:湖北科学技术出版社,2018.

[27] 郑世文.临床神经系统疾病诊疗[M].北京:中国纺织出版社,2020.

[28] 李培育,单百会,马晓琳,等.现代神经内科临床精要[M].长沙:湖南科学技术出版社,2018.

[29] 李艳丽,张亚娟,郭森.神经内科疾病诊断与治疗[M].北京:中国纺织出版社,2020.

[30] 曾湘良.神经内科疾病诊疗指南[M].天津:天津科学技术出版社,2020.

[31] 杨金兰.神经内科常见病的治疗[M].南昌:江西科学技术出版社,2018.

[32] 张世生.临床神经内科诊断学[M].沈阳:沈阳出版社,2020.

[33] 尚雨露,徐刚,段志毅,等.神经内科危重症诊断与治疗精要[M].青岛:中国海洋大学出版社,2018.

[34] 张敏.神经病学临床与康复[M].哈尔滨:黑龙江科学技术出版社,2020.

[35] 诸旭.临床神经内科学[M].长春:吉林科学技术出版社,2018.

[36] 杨百元,刘艳,钟成清,等.烟雾病性脑出血与高血压性脑出血特征及预后对比[J].临床与病理杂志,2020,40(11):2881-2887.

[37] 王锁良,王欢,刘延青.原发性三叉神经痛的治疗进展[J].中华疼痛学杂志,2020,16(1):68-74.

[38] 赵久勇,李汰玲.睡眠中抽搐患者常规脑电图和动态脑电图对比观察[J].中国社区医师,2020,36(19):117-117+119.

[39] 索一君,鲍兵,吴向斌.神经丝轻链蛋白在帕金森病和非典型帕金森病中的研究进展[J].临床神经病学杂志,2020,33(5):390-393.

[40] 李蓉,汪雨萱,黎玉丹,等.抗癫痫药物临床评价指标研究进展[J].卒中与神经疾病,2020,27(4):552-556.